DES PRÉPARATIONS DE QUINQUINA

CONSIDÉRÉES COMME BASE DU TRAITEMENT

DES

FIÈVRES DITES TYPHOÏDES

ET

COMPTE-RENDU

DES MALADIES

OBSERVÉES DANS LES SALLES DE CLINIQUE INTERNE DE L'ÉCOLE DE MÉDECINE DE MARSEILLE,

PENDANT LE SEMESTRE D'ÉTÉ DE 1857,

PAR

Le Dr ÉVARISTE BERTULUS,

PROFESSEUR ADJOINT DE CLINIQUE MÉDICALE DANS LADITE ÉCOLE, CHARGÉ DU SERVICE DE SANTÉ DE LA MARINE IMPÉRIALE A MARSEILLE, L'UN DES MÉDECINS DU LYCÉE IMPÉRIAL DE CETTE VILLE, ANCIEN PROFESSEUR D'HYGIÈNE NAVALE, EX-MEMBRE DU CONSEIL CENTRAL D'HYGIÈNE PUBLIQUE ET DE SALUBRITÉ DU DÉPARTEMENT DES BOUCHES-DU-RHÔNE, CHEVALIER DE LA LÉGION-D'HONNEUR, MEMBRE DE PLUSIEURS SOCIÉTÉS SAVANTES, NATIONALES ET ÉTRANGÈRES, ETC. ETC. ETC.

> Le quinquina et ses préparations administrés de bonne heure, à certaines doses et avec persévérance, transforment les fièvres dites typhoïdes, en continues ou rémittentes simples.

MARSEILLE,

TYPOGRAPHIE-ROUX, RUE MONTGRAND, 12.

1858

DES PRÉPARATIONS DE QUINQUINA

CONSIDÉRÉES COMME BASE DU TRAITEMENT

DES

FIÈVRES DITES TYPHOÏDES

ET

COMPTE-RENDU

DES MALADIES

OBSERVÉES DANS LES SALLES DE CLINIQUE INTERNE DE L'ÉCOLE
DE MÉDECINE DE MARSEILLE,

PENDANT LE SEMESTRE D'ÉTÉ DE 1857,

PAR

Dr ÉVARISTE BERTULUS,

PROFESSEUR AGRÉGÉ ET DE CLINIQUE MÉDICALE DANS LADITE ÉCOLE, CHARGÉ DU SERVICE DE SANTÉ DE LA MARINE IMPÉRIALE A MARSEILLE, L'UN DES MÉDECINS DU LYCÉE IMPÉRIAL DE CETTE VILLE, ANCIEN PROFESSEUR D'HYGIÈNE NAVALE, EX-MEMBRE DU CONSEIL CENTRAL D'HYGIÈNE PUBLIQUE ET DE SALUBRITÉ DU DÉPARTEMENT DES BOUCHES-DU-RHÔNE, CHEVALIER DE LA LÉGION-D'HONNEUR, MEMBRE DE PLUSIEURS SOCIÉTÉS SAVANTES, NATIONALES ET ÉTRANGÈRES,
ETC. ETC. ETC.

Le quinquina et ses préparations administrés de
bonne heure, à certaines doses et avec persévérance,
transforment les fièvres dites typhoïdes, ou continues ou rémittentes simples.

MARSEILLE,

TYPOGRAPHIE-ROUX, RUE MONTGRAND, 43.

—

1858

A L'ILLUSTRE ET ANTIQUE

Faculté de Médecine de Montpellier

CONSERVATRICE

DES SAINES DOCTRINES PYRÉTOLOGIQUES.

« On peut prédire un brillant avenir à cette grande et respectable école, dont le passé est si glorieux ; l'ébranlement des opinions et des systèmes en médecine, l'hésitation et le doute qui ont succédé aux affirmations tranchantes des anatomo-pathologistes exclusifs, tout dans les circonstances présentes est favorable à l'école de Montpellier, parce que seule elle est une véritable école au sein de laquelle l'esprit se repose des fatigues d'un scepticisme décourageant. »

(Discours de M. le docteur Doxxé, *ancien Inspecteur général des écoles de Médecine de France, Recteur de l'Académie de Montpellier, à la séance de rentrée des Facultés, le 16 novembre 1857.)*

A M. MOTTET,

Ancien conseiller d'État, Recteur de l'Académie d'Aix,
officier de la Légion-d'Honneur, etc., etc.;

ET

A M. COSTE,

Directeur de l'École de Médecine de Marseille, professeur de clinique chirurgicale,
chevalier de la Légion-d'Honneur, etc., etc.

Le retour périodique de ce compte-rendu, dont vous avez approuvé l'idée et encouragé la publication, sauvera désormais de l'oubli une partie des richesses cliniques de notre école, et ne permettra plus de dire qu'il ne sort rien pour la science médicale de la vieille cité phocéenne.

Agréez donc, Messieurs, ce premier et modeste tribut, comme un témoignage public de mon respect, de mon dévouement et de ma sincère affection.

Dr BERTULUS.

A M. LE DR CAUVIÈRE,

Directeur honoraire de l'École de Médecine, chevalier de la Légion-d'Honneur,
doyen des médecins de Marseille.

Souvenir affectueux.

ET A

MM. Chancel, Bruno-Martin, André, Fine, Pourtal, Drogoul et Gavoro,

ADMINISTRATEURS DES HOSPICES CIVILS DE MARSEILLE.

Il est tout naturel, Messieurs, que je place sous votre garantie un travail dont vous avez bien voulu entendre la lecture en séance avant sa publication, et dont les principaux éléments, c'est-à-dire les chiffres, sont extraits des registres de l'Hôtel-Dieu ; veuillez-donc en agréer l'hommage comme un remerciement pour la sollicitude pleine de bienveillance que vous avez toujours accordée aux enseignements cliniques.

Dr **BERTULUS.**

AVANT-PROPOS.

Le compte-rendu clinique est le tribut que paie pério-
diquement à la science et à l'humanité le médecin d'hôpital,
l'acte de foi du praticien qui exerce au grand jour et dont
toutes les assertions peuvent être facilement vérifiées.
C'est aussi, selon moi, la meilleure tribune pour exposer
les méthodes thérapeutiques et pour appeler sur elles une
attention sérieuse, car les bornes naturellement très-res-
treintes de ce genre d'écrit, suffisant à peine à l'insertion
des faits, ne laissent guère de place aux théories, aux
hypothèses.

Il est donc tout simple qu'à peine arrivé au poste de
professeur adjoint de clinique médicale, j'aie pensé à la
publication annuelle d'un compte-rendu, bien que l'usage
ne l'ait pas consacrée dans notre école et qu'il ne soit pas
toujours facile d'innover sans inconvénient même avec
les meilleures intentions ; si, dans cet opuscule écrit
à la hate et au milieu d'occupations multipliées, on
remarque des assertions hardies sur plusieurs points de

thérapeutique, notamment à l'endroit des fièvres *dites typhoïdes* (1), il ne faut pas oublier que mes études et mes recherches, pendant près de trente ans, m'ont acquis le droit de ne pas penser comme tout le monde sur la nature et le traitement des fièvres graves. D'ailleurs, chacune de ces assertions sera immédiatement soutenue par des faits concluants et caractéristiques.

Ma carrière médicale, personne ne l'ignore, ne s'est pas faite paisiblement, loin de tout danger, sous l'égide commode des coteries et au milieu des délices d'une moderne Capoue ; j'ai, Dieu merci ! d'autres titres à l'estime de mes confrères et de mes maîtres, et ces titres qui sont bien connus du monde médical, je les rappelerai brièvement ici, parce qu'ils établissent sans réplique ma compétence toute spéciale en matière de pyrétologie.

De 1828, époque où je fus lancé dans la médecine navale, à 1840, j'avais pu voir de près trois épidémies de

---

(1) A Paris, on appelle aujourd'hui *fièvre typhoïde*, non-seulement l'entérite folliculeuse et les fièvres malignes, putrides, etc. des anciens, mais encore une foule de maladies d'origine, de natures diverses, lesquelles se compliquent, soit à leur début, soit pendant leur cours, de symptômes ataxo-adynamiques. En attendant que le chaos ait été débrouillé, et qu'on se soit entendu sur la valeur des mots, je crois devoir prendre la science dans l'état où on l'a mise, et n'entamer aucune discussion de principes. Je me bornerai à émettre mon opinion particulière sur le sujet dont il s'agit, mais sans vouloir l'imposer à personne. En effet, pourquoi perdrai-je un temps précieux à ces discussions critiques dans un travail tout pratique et dont le but essentiel est l'exposition du meilleur traitement à opposer aux maladies dites typhoïdes, quels que soient leur origine et leur point de départ.

typhus nosocomial sous la direction de maîtres habiles et courageux.

En 1838 et en 1839, le typhus d'Amérique que je ne connaissais que par les estimables écrits de Bally, de Pariset et de Berthe, s'offrait à mon observation à la Martinique, à Vera-Cruz, à la Havane, puis au milieu de l'Océan depuis le 24° jusqu'au 48° de latitude boréale.

Déjà, avant cette époque, j'avais pu étudier au lit du malade, à Bone, à Bougie, à Alger, en Corse, dans la campagne de Rome, les fièvres typhoïdes et pernicieuses paludéennes de tous les types, la dyssenterie épidémique et le scorbut qui se lient si souvent avec elles.

En 1844, un voyage fait au mois d'août dans le sud de la péninsule, me permit de vérifier *de visu* dans les hôpitaux de Gibraltar et de Cadix, la non identité du typhus d'Amérique et de la remittente bilieuse qu'on a tenté bien souvent de faire confondre entr'eux.

Je le demanderai ici ! pour ne pas retirer quelque fruit de pareils voyages, il aurait fallu naviguer à la manière des colis ou être doué d'une indifférence peu commune sous le rapport scientifique : or, mes écrits sur lesquels je vais jeter un coup d'œil rapide, témoignent au contraire de mon zèle et de mon amour de l'observation.

A mon retour d'Amérique, j'écrivis et je livrai à la publicité l'histoire clinique de l'épidémie que je venais de combattre ; j'y demontrais, en outre, la possibilité de

l'importation de la fièvre jaune en Europe, à laquelle
on ne croyait pas alors, mais que des faits récents
observés à Brest viennent de remettre en lumière.

En 1840, je publiai un mémoire sur la nature et les
causes de cette maladie, qui fut couronné par la société de
médecine de Bordeaux.

En 1842, toujours préoccupé de l'étude des fièvres graves, je fis imprimer mon travail *sur l'intoxication miasmatique* que M. le professeur Anglada, de Montpellier, a
cité avec tant d'estime dans son grand ouvrage sur la
contagion.

Dans ce mémoire, je me suis surtout attaché à démontrer que ces maladies sont toutes le résultat immédiat de
l'intoxication septique; qu'elles sont essentiellement générales, enfin que le fait qui domine en elles est une lésion
identique du sang.

Mais le point capital de cette publication fut sans contredit
l'indication des signes qui décèlent l'incubation des typhus et des maladies qui en dérivent avant qu'aucun
dérangement notable soit survenu dans la santé générale
du sujet. M. Jaumes, professeur de pathologie et de thérapeutique générales, à Montpellier, a dit de cette partie de
mon travail : *qu'il n'avait vu nulle part cette question
traitée d'une manière aussi nette et aussi large.* (voyez
Journal de la société de médecine pratique de Montpellier,
1845, pag. 517), je n'ignore pas aussi qu'il m'a souvent

fait l'honneur de reproduire mes idées sur cette matière dans ses savantes leçons.

Je ne mentionnerai ici que pour mémoire le travail d'hygiène navale que je fis imprimer à Marseille, en 1845, que M. Tardieu a cité dans son dictionnaire d'hygiène publique et où je proposais l'institution des médecins sanitaires telle quelle existe aujourd'hui, plus de 18 mois avant que M. Prus émit la même idée dans son rapport sur la peste.

En 1846, parut dans la *gazette médicale* de Paris (n° du 17 octobre), un mémoire dans lequel je réfutais le même M. Prus qui avait cru devoir fixer invariablement à 8 jours la durée de l'incubation de la peste sans tenir le moindre compte des circonstances de tempérament, d'idiosyncrasie, de climat, de saison, etc., etc.

En 1850, j'envoyai à la Société de médecine de Bordeaux qui le couronna, un mémoire sur cette question qu'elle avait mise au concours : *Existe-t-il des fièvres intermittentes qu'on doive traiter par d'autres moyens que le quinquina ?*

Dans ce travail trois points furent surtout remarqués par la savante compagnie :

1° La distinction des fièvres intermittentes *en miasmatiques ou paludéennes et en non miasmatiques ou nerveuses.*

2° *La détermination basée sur l'analyse chimique, de*

la lésion offerte par le sang dans les seules fièvres in-termittentes miasmatiques.

3° La preuve de l'étiologie commune de la cachexie paludéenne et du scorbut, que j'ai appelé, le premier, en m'appuyant sur des observations de géologie médicale faites entre les tropiques, *l'état chronique de l'intoxication miasmatique* (voyez *Journal de la Société de médecine de Bordeaux*, 1841.)

Je ne parle pas d'une foule d'articles de pyrétologie que j'ai successivement publiés dans les journaux de médecine de Paris ou de la province et j'arrive à mon dernier travail imprimé, à Marseille, en 1853.

Personne ne s'était encore occupé de l'influence que pouvait exercer l'éclairage au gaz sur la santé publique ; je m'emparai de cette question qui se rattache directement à l'étiologie des maladies typhoïdes, et je la traitai au double point de vue chimique et médical, de manière à satisfaire les esprits les plus sérieux, si je ne m'en rapporte qu'aux témoignages spontanés que je reçus à cette époque de plusieurs compagnies médicales et de la part d'hommes très-compétents, tels, par exemple, que MM. Victor Bally, Bonnet de Lyon, Lecanu, Bareswil, Anglada, Bertini de Turin, etc., etc. (1).

(1) Voici ce que m'écrivait à cette époque M. le docteur Bonnet en m'envoyant son remarquable travail sur l'infection purulente; « Dans votre mémoire d'hygiène publique, vous prouvez avec une grande abondance de faits et une parfaite logique, les

On trouve dans ce travail entre autres documents di-
gnes d'intérêt :

Des preuves surabondantes de la nocuité du gaz sulf-
hydrique et du rôle immense qu'il joue sous toutes les
latitudes dans la production des maladies typhoïdes.

L'indication de la médication quinique dont il sera particulièrement question dans ce compte-rendu comme la
seule qu'on puisse opposer rationnellement à l'intoxication septique.

Enfin l'appréciation exacte de la différence qui existe
entre le typhus et la dothinenterite exprimée dans les
termes suivants (page 55 dudit travail) longtemps avant
que la guerre de Crimée eut appelé l'attention sur cette
question.

dangers de l'hydrogène sulfuré répandu dans l'air ou dissous
dans les eaux. *Je partage entièrement votre opinion à cet égard.*»
« Je crois avec vous, disait M. Bareswil, que le gaz de houille
est une cause d'insalubrité, la présence de l'hydrogène sulfuré
dans ce gaz a plus d'un inconvénient. (Je le sais par expérience
mieux que personne) et les produits de sa combustion ont au
moins autant de nocuité, que l'acide sulf-hydrique lui-même.
Ce que vous dites de l'infection des puits est aussi très-exact. »
A son tour, mon illustre maître et ami, M. Victor Bally, l'un
des héros de Barcelonne, m'écrivait sur le même sujet : « J'ai
tardé à vous répondre parce que j'ai voulu lire et relire votre
mémoire d'hygiène publique, me bien pénétrer de vos excel-
lentes doctrines ; j'ai vu avec joie que, pour vous, les grandes
maladies épidémiques avaient leur siége dans l'*organe sang*. Ce
principe est incontestable et je l'ai démontré jusqu'à l'évidence
pour la fièvre jaune. La nocuité du gaz acide sulf-hydrique, du
sulf-hydrate d'ammoniaque ne me paraît pas susceptible de
discussion et j'admets que pour chacune des maladies générales,
il est logique de croire à un élément gazeux, intoxicant particulier. »

« *Je me suis convaincu à Toulon (de 1830 à 1840) dans de nombreuses nécropsies faites sous les yeux de mes anciens chefs, qu'il n'y avait rien de commun entre le typhus nosocomial et la fièvre typhoïde (lisez entérite folliculeuse) au moins sous le rapport des lésions anatomiques; c'est-à-dire que les plaques de Péyer ne m'ont jamais paru malades dans la première de ces maladies.* »

Tel est le résumé rapide de mes écrits sur les fièvres graves; déposés dans les principales bibliothèques de Paris et de la Province, ils sont connus du monde médical et certains d'entr'eux ont suscité, dans le sein de l'Académie de médecine, des polémiques longues et ardentes dont ses bulletins peuvent rendre témoignage. (Voyez ces bulletins, la *Gazette médicale* de Paris et les *Annales maritimes* de 1839 à 1843.) C'est que ces écrits ramenaient hardiment l'attention sur les anciennes doctrines pyrétologiques à une époque où elles étaient complètement oubliées dans l'Ecole de Paris qui y revient aujourd'hui à grand pas si l'on ne s'en rapporte qu'aux questions de principes qui ont surgi dans ces derniers temps à l'Académie, et qu'aux tendances vitalistes que manifestent les principaux organes de la presse médicale.

J'ai donc une part à revendiquer dans cette réaction depuis longtemps prévue et je le fais hautement sans craindre qu'on me la dénie, car mon droit est incontestable. C'est dans ce but surtout que j'ai rappelé ici mes travaux.

D'ailleurs cette courte revue rétrospective ne pouvait être mieux placée qu'à la tête d'un opuscule tout pratique dans lequel j'ai touché d'une manière aphoristique à bien des questions, en exposant la thérapie et la prophylaxie des fièvres typhoïdes. Je vais prouver, en effet, que ce n'est pas sans fruit que je me suis occupé pendant près de 30 ans de l'observation de ces maladies et que je ne suis pas un simple spéculateur de cabinet. *Ici, je l'ai déjà dit, pas d'assertion qui ne soit justifiée aussitôt par des faits irrécusables et significatifs.* Placé sur ce terrain solide de la pratique que le véritable clinicien ne doit jamais abandonner, j'attends de pied ferme la controverse, non pas celle des zoïles, qui, se traînant toujours dans l'ombre, est rarement saisissable, mais bien cette controverse loyale, noble, véritablement scientifique, qui ne craint jamais le grand jour et par laquelle seule les doctrines et les méthodes médicales peuvent être solidement établies.

TABLEAU

DES MALADIES

OBSERVÉES

PENDANT L'ÉTÉ DE 1857.

~~~~~~~~~

Cinq cent vingt-deux malades ont été admis dans le service de la clinique interne, pendant les mois d'avril, mai, juin, juillet, août, septembre et octobre, trois cent soixante hommes et cent soixante-deux femmes. Ce nombre est considérable si on le compare à celui des années précédentes, et je dirai bientôt à quelles causes on doit rapporter ce mauvais état de la santé publique, qui a forcé l'administration à encombrer les salles de l'Hôtel-Dieu de lits supplémentaires, dans une saison où la chaleur du climat rendait toute agglomération dangereuse. Il est à désirer que ce fait ne se renouvelle plus, et que la commission administrative d'accord avec l'autorité supérieure, prenne à ce sujet toutes les mesures que lui dicteront son humanité bien connue et l'appréciation éclairée des besoins nosocomiaux de Marseille.

Sur ces cinq cent vingt-deux malades, quatre cent quarante-un ont été guéris, trente-quatre ont succombé, quarante-sept restaient en traitement lorsque j'ai quitté le service.

Sur les trente-quatre décès, dix-sept ont suivi des maladies chroniques réputées incurables, et dix-sept des maladies aigues; ils sont, d'ailleurs, répartis ainsi qu'il suit : phthisie pulmonaire 10 , dyssenterie chronique 5 ,

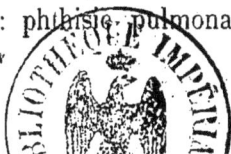

2

cancer utérin 1, hypertrophie du cœur et anasarque 1, fièvres typhoïdes 11, péritonite puerpérale 2, pneumonie aigue 1, variole 1, méningite aigue 1, apopléxie cérébrale 1, total 34.

FIÈVRES DITES TYPHOÏDES.

Constitution médicale de l'été de 1857.

La constitution médicale de l'été de 1857, déterminée par des chaleurs quasi tropicales, par des orages violents, fréquents et insolites, par l'absence absolue du vent de nord-ouest (mistral), a présenté un caractère bilieux prononcé, le plus souvent rémittent, toujours plus ou moins insidieux, et à tendance typhoïde ou pernicieuse.

Parmi les maladies qui se sont montrées fréquentes sous cette constitution malsaine, je dois placer en première ligne les fièvres essentielles, dites typhoïdes ou typhodes, que les pathologistes modernes ont essayé de réduire à une seule et même affection, à laquelle ils ont donné le nom de dothinentérite, mais qu'il faut bien se garder de confondre avec cette dernière, comme je le démontrerai plus loin, quoi que cette confusion ait peu d'importance au point de vue thérapeutique.

Quatre-vingt-trois cas ont été reçus dans les salles cliniques pendant le semestre, soixante-sept dans le service des hommes et seize dans celui des femmes. Sur ce nombre onze ont été mortels ; mais plusieurs de ces décès doivent être rapportés soit à la position désespérée des malades au moment de leur arrivée à l'Hôtel-Dieu, soit à des accidents étrangers à la maladie. Ainsi le nommé

Roux dont la guérison paraissait assurée, a éprouvé une rechute mortelle par le fait d'une indigestion de pain qu'il s'était procuré secrètement; tandis que les femmes Delmas, Soulier et Remontrot, malades depuis plusieurs septenaires et apportées mourantes à l'Hôtel-Dieu, n'ont pu ressentir aucun effet de la médication employée. Le nombre des fièvres typhoïdes traitées pendant le semestre, n'a donc été en réalité que de soixante-dix-neuf, et par suite celui des décès doit être réduit à sept, ce qui donne une perte de moins d'un dixième résultat très-satisfaisant dans un hôpital, où les sujets n'arrivent presque jamais au début de leur maladie, ni dans le moment le plus opportun pour l'enrayer.

Je dirai en passant, que les résultats que j'obtiens contre les fièvres typhoïdes, dans ma clientèle civile, où je prends en général les malades au début, sont bien plus expressifs; je ne crois pas, néanmoins, pouvoir les faire figurer dans ce travail pour deux motifs : d'abord parce que la vérification de mes chiffres et de mes assertions serait impossible, ensuite parce que les indications que je serais forcé de donner, quelque incomplètes qu'elles fussent, pourraient encore déplaire à une foule de personnes. d'autre part, aucun motif ne peut s'opposer, je crois à ce que je fasse connaître ici, que depuis douze ans que mon illustre protecteur de regrettable mémoire, M. le comte de Salvandy m'a attaché au service médical du lycée de Marseille, mes succès contre la dothinentérite y sont devenus notoires; il résulte, en effet, de l'examen des registres de l'infirmerie, que de 1851 à 1858, j'ai eu à traiter dans cet établissement vingt-quatre cas graves de cette maladie qui ont tous guéri. Je pourrais ajouter que de 1846 à 1851, j'ai dû y traiter avec le même bonheur un nombre à peu

près égal de cas ; mais les registres de cette époque ayant
été perdus ou détruits, il me serait impossible de fournir
la preuve officielle de ce fait. Je me bornerai donc ici à
faire appel aux souvenirs des fonctionnaires de l'établissement, en particulier à ceux de MM. de Montgaillard et
Jullien anciens proviseurs, et de la bonne sœur Marie du
Sacré-Cœur qui dirige l'infirmerie avec tant de dévouement et d'intelligence (1). Je rappellerai surtout à cette
dernière les élèves Paulin Roux, Gaspary et Desmichels
qui ont été si malades.

Bien que les fièvres typhoïdes se montrent à Marseille
à toutes les époques de l'année, il est incontestable qu'elles
n'y sont en général communes que depuis la fin d'octobre jusqu'au commencement de juin. Leur fréquence pendant l'été dernier accuse donc en déhors des conditions
météorologiques une cause adjuvante insolite.

Nouvelles preuves de l'influence qu'exerce l'acide sulfhydrique sur la production des fièvres typhoïdes.

Cette cause selon moi tout à fait tellurique, a été :
1° l'état d'infection de beaucoup de puits, occasionné par
l'infiltration des vases de la Durance et du gaz de *light* ;
2° le bouleversement par M. Mirès du sol artificiel qui
s'étend entre le port de la Joliette et l'ancien lazaret. Ce

(1) le Lycée impérial de Marseille, magnifique établissement,
dont l'hygiène ne laisse rien à désirer, et qui est placé sous
tous les rapports dans les meilleures conditions, a une population
interne de cinq cents individus, cependant la dothinentérite y est
moins fréquente toutes choses égales que dans les maisons
particulières. Une seule famille dont il sera question dans ce
travail, et qui m'a autorisé à l'y faire figurer, m'a fourni, en
effet, sept cas de cette affection dans une seule année. Il ne
faut pas oublier, d'ailleurs, qu'ayant sa cause dans le sujet
même et se liant visiblement avec la croissance, avec le lym-
phatisme, la dothinentérite est pour ainsi dire fatale chez certains enfants et se developpe chez eux sans qu'on puisse constater aucune relation entre elle et le milieu dans lequel ils sont
placés.

sol formé jusqu'à une grande profondeur d'anciens ré-
sidus de savonneries, de tanneries, et saturé des liquides
animaux provenant des anciens abattoirs, dégage encore
en ce moment des émanations infectes qui saisissent l'o-
dorat à distance. Qu'on juge de son insalubrité pendant
les chaleurs ! C'est, en effet, de là que me sont venues la
plupart des fièvres intermittentes, rémittentes et typhoïdes
que j'ai eu à traiter ; je n'ajouterai pas que des cas mortels
d'asphyxie ont eu lieu dans les tranchées chez les malheureux ouvriers employés à ces constructions, c'est un fait
qui est de notoriété publique à Marseille ; m'étant rendu
plusieurs fois sur les lieux pendant la canicule, accompagné des deux élèves attachés alors à mon service, MM. Simonnet et Maurin, je constatai par des expériences, que
le gaz qui dominait dans les tranchées était l'acide sulfhydrique, et que l'eau qui en remplissait le fond était sa-
turée du même principe. Ce fait n'a donc fait que me
corroborer dans les idées que je professais déjà sur l'étiologie des fièvres dites typhoïdes ; je rapporterai d'ailleurs
dans ce compte-rendu, deux observations qui ne permettent pas de douter du rôle immense que joue l'hydrogène
sulfuré dans la pathogénie des maladies qui nous occupent.

Voici les caractères les plus saillants qu'ont présentés
les fièvres continues et rémittentes typhoïdes, pendant le
second semestre de 1857 :

Caractères
des
fièvres typhoïdes
pendant
le semestre.

En général l'invasion a été brusque, spécialement chez
les ouvriers de M. Mirès ; chez quelques-uns des accès de
fièvre à trois stades plus ou moins caractérisés ont ouvert
la scène ; mais dans le plus grand nombre des cas, l'affection a été dès le début continue ou rémittente exactement comme dans les cas que je traite en ville, et qui

n'accusent pas les mêmes causes d'infection, en un mot comme dans la dothinentérite.

Toutefois, il est résulté d'interrogations minutieuses faites aux sujets les plus intelligents, que quelques-uns d'entre-eux avaient ressenti avant la courbature et le froid initial, les signes généraux pathognomoniques de l'incubation miasmatique, que j'ai étudiés, comme je l'ai dit un peu plus haut, dès 1840 et indiqués le premier au monde médical trois ans après. Ces signes sont (on me permettra de le rappeler) l'embarras gastrique, l'inappétence, la fétidité *sui generis* de l'haleine, l'insomnie, le cauchemar, la sècheresse de la peau et des muqueuses, les battements du tronc cæliaque (1).

(1) Depuis quinze ans que j'ai signalé ces signes de l'incubation typhique, des preuves multipliées ont achevé de m'éclairer sur leur exactitude. Je ne citerai qu'un fait entre mille ; il prouve aussi la puissance antiseptique du quinquina.

Mme Julie de C., tempérament nerveux, douée d'une extreme sensibilité, a une grossesse difficile ; vers le huitième mois elle éprouve un cauchemar nocturne affreux, elle rêve qu'une de ses sœurs morte depuis longtemps est sortie de son tombeau recouverte de son suaire et veut l'étrangler, elle lutte contre le fantôme, et se reveille sous le coup d'une terreur profonde que son mari ne peut parvenir à lui faire surmonter.

Dès ce moment Mme de C. ne sent plus remuer son enfant et attire mon attention sur ce fait ; plusieurs jours s'écoulent, les yeux se cernent, l'haleine devient infecte et les autres signes de l'incubation septique apparaissent ; je les combat par le quinquina, et je diagnostique la mort du fœtus., je fais du reste appeler en consultation le docteur Ducros qui continue à voir journellement la malade avec moi.

Vers la fin du huitième mois l'accouchement a lieu, c'est un enfant à terme, mais dans un état très-avancé de décomposition et dont la mort paraît remonter à vingt-cinq jours environ. La malade a une fièvre remittente consécutive grave, mais dont les caractères ne sont pas précisément typhoïdes, elle suit un traitement approprié et guérit après plusieurs semaines. Elle se porte très-bien aujourd'hui.

Ce dernier signe qui persiste à l'invasion, s'est présenté chez beaucoup de malades et je l'ai fait constater à nos élèves qui n'en avaient pas d'idée. Une circonstance qui mérite d'être consignée ici, c'est que pendant que je faisais cette observation à Marseille, un honorable et savant confrère M. le docteur Dauvergne de Manosque (Basses-Alpes), se préoccupait des battements du tronc cœliaque chez des malades typhoïques qu'il avait entre les mains. Instruit par son fils l'un de nos élèves de ce qui se passait dans mon service, il me fit demander ce que je pensais de ce signe et la valeur que je lui attribuais.

Je répondis que j'avais observé les battements du tronc cœliaque, non-seulement dans les fièvres typhoïdes ordinaires, mais encore dans le typhus, la fièvre jaune et la fièvre pernicieuse paludéenne ; que je les croyais sous la dépendance de l'élément nerveux, les ayant vu persister et même augmenter malgré les évacuations sanguines qui étaient très-usitées contre la fièvre jaune lorsque je me trouvais aux Colonies.

J'aurais pu ajouter sans doute qu'Hippocrate avait signalé le premier ce symptôme sur lequel se taisent tous les pathologistes modernes, dans le livre 7 de ses épidémies où il est dit : *Les palpitations à l'épigastre et aux hypocondres, annoncent souvent un délire funeste.*

La forme bilioso-adynamique a dominé chez les malades que j'ai traités, circonstance qu'expliquent du reste la saison et l'intensité insolite des chaleurs. Beaucoup d'entre-eux ont eu des vomissements porracés et des douleurs dans la région hépatique contre lesquelles il a fallu agir directement. Dès le début le pouls était dépressible, fréquent ou lent, inégal, intermittent. La peau presque toujours aride était tantôt brûlante, tantôt presque froide.

Les formes bilieuse et ataxo-adynamique ont dominé.

Mais la réaction qui s'est souvent produite dans ces derniers cas sous l'influence du quinquina et des excitants diffusibles m'a prouvé *qu'il y avait plutôt oppression que résolution des forces.*

La forme ataxo-adynamique pure s'est surtout montrée chez les femmes, plusieurs d'entre-elles ont eu un délire violent; mais dans la grande majorité des cas il y a eu plutôt *coma et subdelirium.*

Chez une femme qui a succombé, des symptômes hystériques très-caractérisés se sont montrés plusieurs fois pendant le paroxisme.

Des fluxions assez intenses vers le cerveau, les poumons, le tube digestif se sont produites, mais elles n'ont jamais eu le caractère de véritables phlegmasies.

La stupeur, le nacré des gencives, la toux et l'oppression thoracique, la douleur et le gargouillement iliaque, le ballonnement abdominal n'ont jamais manqué.

Les pétéchies et les taches lenticulaires n'ont pas été très-fréquentes, mais en revanche les *sudamina* ont été vues souvent; dans plusieurs cas elles se sont montrées confluentes. Jamais peut-être nos élèves n'avaient été plus favorisés dans l'étude de ce symptôme.

L'érysipèle de la face est venu chez trois sujets aggraver le pronostic.

Des parotides volumineuses se sont développées pendant le premier septenaire chez un marin anglais qui a succombé avec des symptômes ataxiques intenses.

La langue était en général jaunâtre, limoneuse, prompte à se sécher et à se recouvrir de fuliginosités.

Dans un cas très-intéressant une fièvre bilioso-adynamique grave a succédé à une attaque de choléra sporadique.

A part l'épistaxis, les hémorragies passives ont été très-rares, la gangrène tout à fait inconnue. Est-ce à l'emploi du quinquina, que cette circonstance doit être rapportée? Je n'hésite pas à repondre affirmativement.

Les évacuations alvines ont été ce qu'elles sont dans toute fièvre typhoïde, c'est-à-dire argileuses, quelquefois rougeâtres et toujours infectes.

La suppression complète des urines ne s'est montrée que chez des sujets qui ont succombé dans le délire au premier ou au second septénaire.

La durée de la maladie a été en moyenne de dix-huit jours; plusieurs malades ont guéri en huit ou dix jours. C'est-à-dire que chez eux l'intoxication typhique a été jugulée.

Les convalescences ont été, dans la très-grande majorité des cas, franches et exemptes de rechutes ; les sujets avaient conservé quelques forces et n'étaient pas trop émaciés; j'attribue cette particularité, non-seulement à l'emploi du quinquina, mais encore à l'administration journalière du bouillon que j'ai l'habitude de prescrire par petites portions tous les matins et pendant les rémissions.

Les lésions suivantes ont été trouvées sur les cadavres qui ont pu être autopsiés :

Résultats des principales nécropsies.

La lésion des plaques de Péyer a manqué chez les sujets provenant des chantiers de la Joliette; elle s'est montrée au contraire confluente et très-caractérisée chez les femmes; les glandes du mésentère n'étaient malades aussi que chez ces dernières. Ces différences méritent, je crois, d'être notées.

Les poumons étaient gorgés de sang à leur partie postérieure, mais cet engorgement était purement hypostatique. Chez deux femmes ils ont été trouvés comme farcis de tubercules crus.

La rate était dans un état marqué d'hypérémie; chez deux hommes le foie était volumineux, décoloré, manifestement malade, la vésicule hépatique gorgée de bile verte, porracée.

Le cerveau n'a rien offert de bien saillant, si ce n'est un peu de piqueté rouge et de la sérosité en petite quantité dans les ventricules. Le cœur, les reins, la vessie n'étaient le siége d'aucune lésion notable.

Profession de foi de l'auteur sur la fièvre typhoïde. Avant de passer à la description générale du traitement que j'oppose aux fièvres typhoïdes et que j'ai appliqué à l'Hôtel-Dieu pendant le semestre, il est, je crois, indispensable que je fasse ma profession de foi sur ces maladies, que je m'explique clairement, sans détour, sur les principes qui servent de base à ma thérapeutique. Il convient, en effet, par dessus tout de s'entendre sur la valeur des mots et d'éviter avec soin toute ambiguité lorsqu'on traite une question aussi scabreuse, aussi controversée, que celle que j'ai abordée dans ce mémoire. Je vais donc exposer en aussi peu de mots que possible ma théorie des fièvres dites typhoïdes, telle que je l'ai professée à l'Hôtel-Dieu, non seulement l'année dernière, mais encore en 1848 et en 1849 lorsque j'y remplaçais M. le docteur Ducros ; j'appelle sur cette partie du compte-rendu toute l'attention de mes confrères, de ceux là surtout qui se sont permis d'insinuer à diverses personnes du monde que j'employais les préparations de quinquina contre les maladies qui nous occupent sans en raisonner l'action et par conséquent d'une manière empirique.

Je qualifie de *typhoïde* toute pyrèxie continue ou rémittente due à l'intoxication septique ou putride.

L'intoxication septique, putride ou typhique (car ces trois mots sont pour moi synonimes) peut être idiopathique, essentielle, primitive; ou secondaire consécutive symptomatique. Dans le premier cas, elle résulte directement de l'absorption et du passage dans le torrent circulatoire des miasmes qui s'élèvent de certains foyers d'infection et auxquels l'air sert de véhicule; dans le second cas elle a pour cause la résorption des gaz et des liquides putrides qui se forment dans l'économie, notamment: dans le tube digestif pendant le cours de certaines maladies; dans l'utérus avant ou après la parturition; dans les foyers purulents gangréneux, à la surface de certaines plaies de mauvais caractère, etc. etc.

Les maladies qui servent le plus souvent de point de départ à l'intoxication typhique ou septique sont: l'embarras gastrique prolongé et abandonné à lui-même, la gastro-entérite grave, la présence d'un fœtus mort dans la matrice, la péritonite puerpérale, les gangrènes externes et internes, la pustule maligne, enfin l'entérite folliculeuse ou dothinentérite. On s'est demandé bien souvent et on se demande encore quelle relation peut exister entre cette dernière et les fièvres putrides ou malignes des anciens; pour ma part je professe avec une foi profonde, avec une conviction qui sera difficilement ébranlée que l'entérite folliculeuse est une maladie nouvelle due à une cause diathésique qui originairement ne se rapporte en rien à celle qui produisit de tout temps ces fièvres, mais dont les lésions locales amènent consécutivement la malignité et la putridité, c'est-à-dire l'intoxication qui fait le sujet de ce travail.

- Les fièvres éruptives et exanthématiques se compliquent aussi très-souvent pendant leur cours et par défaut d'expansion suffisante vers la périphérie, des phénomènes propres à l'intoxication septique. On trouvera aussi à la fin de ce mémoire une observation curieuse de phthisie pulmonaire qui s'est compliquée par résorption d'accidents typhoïdes caractérisés, et dont l'autopsie a, d'ailleurs, donné l'explication rationnelle.

Lorsque l'intoxication septique ou typhique est primitive c'est-à-dire due à des causes géologiques comme celles, par exemple, qui ont agi l'été dernier sur les ouvriers de M. Mirès, ses symptômes pathognomoniques se développent d'emblée *ex abrupto*, la marche est plus rapide, la lésion des plaques de Péyer probablement nulle ou insignifiante à l'autopsie. Je dis probablement, car je n'ai fait qu'entrevoir pour ainsi dire ce fait pathologique, toutes mes recherches nécropsiques seront dirigées désormais vers lui, et quelque chose me dit que je l'éclaircirai.

Dans l'intoxication secondaire ou consécutive, les mêmes symptômes n'apparaissent, au contraire, qu'à une certaine époque de la maladie qui a ouvert la scène ; c'est ce qu'on observe surtout dans la dothinentérite, qui est très-commune comme on le sait chez les enfants, les adolescents, chez les femmes, généralement chez tous les sujets lymphatiques, et dont les connexions avec les diathèses strumeuse et tuberculeuse, m'ont paru saillantes dans beaucoup de cas. Je reviendrai ailleurs sur ce fait.

Symptômes dont l'existence dans toute fièvre attirise à lui donner la qualification de typhoïde. Les symptômes pathognomoniques de l'intoxication septique ou typhique relèvent de deux groupes pathologiques qui se montrent par fois isolés mais le plus souvent confondus et qu'on nomme *ataxique* et *adynamique*, ce sont les mêmes entités ou éléments morbides que les anciens nommaient *putridité et malignité*. Ces symptômes dont l'existence caractérise toute maladie typhoïde soit primitive soit secondaire, sont :

La stupeur, l'enchiffrénement, la sécheresse de la peau, la dyspnée et la toux indépendantes de la pneumonie ; le fuligo, le nacré des gencives, la prostration ou l'excitation extrêmes des forces vitales ; la tendance aux gangrènes, aux hémorragies passives, aux lipothymies ; les pétéchies, les sudamina, les battements anormaux du tronc cœliaque, la fétidité marquée et souvent extrême de l'haleine, des urines, de la sueur, etc., un pouls variable dans ses caractères mais toujours foncièrement dépressible ; enfin (et c'est ici le point capital à mes yeux, la lésion fondamentale dans toute pyréxie typhoïde) *la diffluence, la couleur noire, livide, la mauvaise odeur du sang tiré de la veine.* On a élevé à notre époque des doutes sur la réalité de l'altération des humeurs dans les fièvres qui nous occupent, mais elle a été professée, il ne faut par l'oublier, par les pyrétologistes les plus éminents du siècle dernier et les expériences de Magendie l'ont mise hors de doute. Du reste je pourrais la démontrer moi-même ici par les seuls faits que j'ai recueillis au lit du malade, si j'avais le temps d'entrer dans quelques détails. Je me borne donc à renvoyer mes lecteurs à mon traité de l'intoxication miasmatique et à mon mémoire sur l'influence du gaz de ligth où je m'en suis occupé spécialement.

Les désordres particuliers qui se montrent aux diverses époques des pyréxies typhoïdes du côté de certains organes splanchniques ne disent rien pour leur localisation ; ils en sont l'effet et non pas la cause ; le plus souvent ils n'expriment que la susceptibilité idiosyncrasique de ces organes. *Les fièvres dites typhoïdes sont et demeurent*

Les fièvres typhoïdes quelque soient leur formes et leur type sont toujours des états généraux.

invariablement des états pathologiques généraux dus à
l'action d'une cause qui pèse sur l'organisme tout entier
puisqu'elle affecte de prime abord le sang et les nerfs.

Il est raisonnable d'admettre que le sang est le premier
atteint et qu'il réagit ensuite d'une manière funeste sur
le système nerveux dont il est le modérateur dans l'état
de santé. La gravité de la névrose consécutive est mise
hors de doute par les phénomènes qui caractérisent l'incubation; elle explique le danger qui accompagne toujours les maladies typhoïdes, leur caractère perfide, les
difficultés thérapeutiques qu'il faut surmonter, l'absence
ou l'insignifiance des lésions anatomiques dans les cas
les plus graves, les plus sidérants, enfin la funeste influence qu'exerce l'électricité atmosphérique sur la marche et la terminaison de ces maladies, influence dont je
me suis occupé spécialement pendant mon voyage aux
Antilles et au Mexique, en 1838 et 1839, et que j'ai signa-
lée dans mes écrits.

En définitive, toute ma théorie des affections qui nous
occupent, pourrait se résumer à la rigueur dans la proposition suivante :

Deux faits pathologiques dominent dans toute fièvre typhoïde.

Dans les pyrexies dites typhoïdes, il y a deux faits considérables qui dominent tous les autres et que le médecin
ne doit jamais perdre de vue ; 1° *l'intoxication, lésion*
première, essentielle, fondamentale ; 2° une névrose gé-
nérale consécutive plus ou moins intense, par laquelle
s'expliquent le trouble universel des fonctions de la vie
animale, de la vie organique, et l'impossibilité absolue
de localiser l'affection.

On tient très-peu de compte aujourd'hui de ces deux
grands faits pathologiques, du premier surtout, et cet
oubli explique à merveille la diversité des traitements

qu'on ppose aux fièvres typhoïdes. Pourquoi cette diversité ,e le demanderai dès ce moment, si ces maladies malp⸴ ₂ leur caractère insidieux, protéïque, ont constamment
,our point de départ la même étiologie, les mêmes lésions
vitales?

Ce salmigondis thérapeutique est la première chose qui
frappe l'attention des élèves de la province qui vont achever leurs études à Paris, et voici ce que m'écrivait l'un
d'eux à ce sujet le trente janvier dernier : « les cliniques
pullulent ici, mais je ne sais vraiment comment asseoir
mes idées dans cette véritable tour de Babel. La fièvre
typhoïde, par exemple, est traitée de toutes façons. Les
uns font de l'expectation pure et ne prescrivent que de la
tisane et des lavements ; d'autres ne jurent que par les
saignées ; ceux ci purgent beaucoup mais sont encore divisés entre eux sous le rapport du purgatif qu'il faut préférer ; ceux là vantent très haut les succès de l'hydrothérapie. Un jeune médecin de la Pitié, M. Marotte, semble se
rapprocher un peu de vos idées, je l'ai vu prescrire trèssouvent du sulfate de quinine ».

Disons le une fois pour toutes : *lorsqu'on préconise*
des traitements si variés contre la même maladie, la pre
mière idée qui s'offre à l'esprit, c'est qu'on manque de
principes par rapport à elle, c'est qu'on n'est bien fixé ni
sur sa nature, ni sur ses causes. Jetons, d'ailleurs, un coup
d'œil rapide sur ces méthodes thérapeutiques.

Appréciation
des diverses méthodes
thérapeutiques
usitées
contre la fièvre typhoïde.

Celle qui a pour base exclusive l'emploi fréquent des
saignées, m'a toujours paru des plus funestes. J'ai pu en
acquérir la preuve dans une foule de cas où j'ai été appelé en consultation soit en ville, soit dans la banlieue,
pour des malades qui avaient été saignés deux et même
trois fois avant mon arrivée ; aucun de ces sujets n'a guéri,

Saignées.

tous n'ont pas tardé à succomber au milieu de phénomènes ataxo-adynamiques intenses qui avaient manifestement pour source des émissions sanguines inopportunes.
Du reste que peut-on en attendre de mieux de ces émissions dans une maladie qui n'a rien d'inflammatoire et
dont le collapsus forme toujours le fond ?

Je ne veux pas soutenir, cependant, qu'au début de la
dothinentérite, dans certains cas particuliers et chez certains sujets très-pléthoriques, il ne puisse être utile quelquefois de tirer un peu de sang ; mais ces cas sont si rares,
du moins à Marseille, que depuis treize ans que j'y exerce,
je n'ai pas encore eu l'occasion d'en rencontrer un seul.
J'ai souvent prescrit des sangsues ou des ventouses scarifiées, mais jamais de saignée générale ; j'ai traité, néanmoins, un nombre considérable de typhoïques (1).

Naguère, j'ai été appelé deux fois à Arles pour la jeune
femme d'un confrère, qui était atteinte de fièvre grave
avec symptômes ataxo-adynamiques. On avait cru devoir
la traiter par les antiphlogistiques, et on pensait à en continuer l'emploi. Lorsque j'arrivai près d'elle, elle était si
faible déjà qu'elle tombait en syncope au moindre mouvement. Dans une consultation où je figurais quatrième, je

(1) A l'appui de cette assertion, je ne ferai pas valoir seulement les nombreux cas de fièvres typhoïdes que j'ai eu à
traiter dans ma clientèle civile, ceux qui m'ont passé entre
les mains à l'Hôtel-Dieu et autres établissements; mais je rappelerai aussi qu'en ma qualité de médecin de la marine à Marseille, je suis chargé du traitement à domicile de cent familles de pêcheurs, d'au moins vingt familles de gendarmes ou
autres sujets relevant de l'inscription maritime, formant ensemble un personnel de sept cents individus de tout âge. Or, ces
familles sont presque toutes logées au quartier Saint-Jean,
dans des maisons vieilles, mal saines, encombrées, qu'affec-
tionnent les fièvres typhoïdes et où j'ai journellement affaire
à ces maladies.

fis adopter non sans difficulté, j'en conviens, les préparations de quinquina unies aux anti-spasmodiques ; je con-
seillai le bouillon un peu consommé ou la gelée de viande,
et après une lutte assez longue la malade a pu guérir.
Que serait-il advenu si l'on eut insisté sur les émissions
sanguines ?

Que penser de l'expectation pure contre les fièvres à
caractère typhoïde ? Je la regarde pour ma part comme
la négation absolue de l'art de guérir, comme l'aveu public et complet de son impuissance ; elle est basée, d'ailleurs, sur une opinion que je n'hésite pas à déclarer er-
ronée, et d'après laquelle l'évolution des fièvres typhoïdes
et notamment de celles qui ont l'entérite folliculeuse pour
point de départ, se ferait fatalement en dépit de toute
médication. Une foule de praticiens éminents ont protesté
contre cette manière de voir ; quant à moi, j'ai vu tant de
faits qui la réfutent, qu'il m'est impossible de lui accorder
même la plus légère importance. *La fièvre typhoïde pour-*
suit fatalement sa marche, lorsqu'on ne la devine pas de
bonne heure et lorsqu'on ne lui oppose que l'expectation
ou des traitements timides et incomplets ; mais lorsqu'on
la diagnostique dès le principe et qu'on la traite avec vi-
gueur, par des moyens rationnels, on peut très-souvent
la prévenir, l'enrayer.

Quoiqu'il en soit, si quelques sujets traités par l'expectation, guérissent par les seuls efforts de la nature, le plus
grand nombre succombent épuisés par la prolongation de
la diète, après une résistance plus ou moins longue. Il
n'est pas rare, du reste, de les voir périr du premier au second septenaire par le fait d'accidents graves qui se sont
développés sans entraves, *ou par le défaut de réaction*
vitale qui, dans ces cas, entraine toujours l'asphyxie

miasmatique. Les partisans de l'expectation disent alors, vu l'intensité des symptômes, qu'aucune méthode n'aurait pu sauver les sujets. Mais la maladie se serait-elle aggravée ainsi, si dès son origine elle avait été combattue par des moyens rationnels et énergiques? C'est ce que l'expérience m'oblige à nier formellement.

Loin de moi la pensée de méconnaître les immenses services que rend l'expectation dans une foule de cas où l'obscurité des symptômes, leur caractère complexe et insidieux ne permettent pas à l'homme de l'art de porter un diagnostic certain ou d'adopter une thérapeutique déterminée; mais je soutiens que dans toute affection légitime quelle que soit sa nature, l'expectation ne peut être justifiée. *On n'a pas plus de raison d'en faire selon moi dans la fièvre typhoïde que dans la pneumonie, dans la péritonite, etc. etc.; et dès l'instant qu'on admet ce principe que dans une maladie aussi grave que celle dont il s'agit, on doit tout attendre des forces médicatrices de la nature, il n'y a pas de motif pour douter de l'intervention de ces mêmes forces dans les autres états pathologiques.*

Sulfate de quinine à haute dose.

D'autres médecins, regardant non sans quelque fondement la fièvre typhoïde comme une véritable fièvre pernicieuse paludéenne, tentent de la couper dès le début par le sulfate de quinine à haute dose (un ou deux grammes par jour et même plus.) *Mais ils oublient que cet alcaloïde employé ainsi produit un effet sédatif qui doit être évité avec le plus grand soin dans une affection dont le collapsus, je l'ai déjà dit, forme le caractère principal.*

Méthode purgative pure.

Enfin, une autre classe de médecins, évidemment moins éloignée de la vérité, proclame que les évacuants doivent former la base du traitement. Cette méthode est très-estimable, elle donne souvent de bons résultats, mais elle ne remplit qu'une partie des indications fournies par les pyrexies typhoïdes. Ces indications sont selon moi les suivantes :

1° *Dès le début relever les forces vitales si elles sont opprimées et susciter une réaction indispensable.*

Soutenir et aider ces mêmes forces si déjà elles réagissent naturellement.

En modérer l'action si elle tend à s'exalter.

2° *Nettoyer le tube digestif et éliminer par toutes les voies les principes septiques déjà absorbés, ou résorbés, selon les cas, c'est-à-dire chercher à détruire l'intoxication cause première du mal.*

3° *Administrer à l'intérieur après des évacuations alvines ou des sueurs suffisantes, les médicaments qui jouissent de la propriété de combattre, de neutraliser ces mêmes principes septiques et de modérer l'action du système nerveux.*

4° *Combattre par des moyens rationnels toute manifestation locale inquiétante, mais sans jamais interrompre le traitement de l'affection générale, c'est-à-dire de l'intoxication qui tient tout sous sa dépendance.*

Voici de quelle manière je m'efforce de remplir ces indications.

Si dès le début les symptômes bilieux sont marqués, si la langue est sale, limoneuse, l'haleine infecte ou nidoreuse, les nausées et les vomituritions fréquentes, la constipation prononcée, j'administre *illico*, quel que soit l'état du pouls, soit un éméto-cathartique, soit un ipéca que j'alterne avec l'eau de Sedlitz tant que le sujet ne me paraît pas suffisamment évacué. Dans ce cas il ne faut

Indications qu'il y a à remplir dans toute fièvre typhoïde.

Méthode thérapeutique employée depuis longtemps par l'auteur du compte-rendu.

Évacuants.

pas oublier en présence des terreurs des expectants le célèbre axiôme : *Quo natura vergit, etc.*

Je préfère l'ipéca alterné avec l'eau de Sedlitz aux éméto-cathartiques à cause de la diaphorèse très-copieuse qui suit l'emploi de ce vomitif.

Quinquina et excitants diffusibles. La maladie a-t-elle débuté, comme je l'ai vu si souvent cet été, par une adynamie profonde, une oppression thoracique qui décèle l'imminence de l'asphyxie miasmatique, y a-t-il un pouls inégal, dépressible, etc., je vide le gros intestin à l'aide d'un lavement purgatif et je passe sans autre transition à l'emploi du quina, de l'esprit de mindérérus, de l'éther; aux frictions générales avec la teinture de quina calisaya.

Je préfère ce dernier moyen, au bain dont je ne conteste pas les avantages mais dont l'application est toujours plus ou moins scabreuse. Faut-il rappeler ici que sous l'influence du quinquina et de l'acétate d'ammoniaque la circulation s'accélère, la peau se couvre de sueur, les urines coulent plus facilement et les sécrétions muqueuses augmentent ou se prononcent? Pourquoi donc les expectants considèrent-ils comme dangereux des moyens aussi rationnels et aussi efficaces?

En général lorsque je parviens à produire la réaction (et il est rare que j'échoue à moins que le sujet n'ait été préalablement saigné) la fièvre ne tarde pas à se régler, à devenir légitime et c'est alors que je recours chez ces malades aux évacuants. *Dans toute intoxication il n'est rien qui m'effraye d'avantage que l'absence de fièvre, je crois inutile de dire pourquoi.*

Sangsues et révulsifs de la peau. Le sujet est-il très-vigoureux, dans la force de l'âge, existe-t-il dès le début une forte céphalalgie, une injection prononcée des conjonctives, des signes de

gastro-entérite ou d'entérite folliculeuse, je fais appliquer
des sangsues à l'anus et je ne recours encore qu'ultérieurement aux évacuants; dans ces cas je fais aussi appliquer des mouches de Milan aux jambes , derrière les
oreilles ou à l'épigastre, bien que certains médecins en
trouvent l'emploi prématuré à cette époque de la fièvre
typhoïde; l'expérience m'a prouvé non-seulement que
ce moyen n'est pas nuisible mais encore qu'il interrompt
souvent des complications graves qui tendent à s'établir
du côté du cerveau ou du tube digestif. Selon moi si les
vésicants offrent quelque danger dans le cours des fièvres typhoïdes, ce n'est pas à leur début, mais bien pendant leur dernière période, lorsque l'adynamie la plus
profonde, l'absence de toute réaction vitale, favorisent
puissamment la disposition gangréneuse. Je recours aussi
aux sangsues chez les adolescents bien constitués qui sont
évidemment sous le coup de l'entérite folliculeuse et qui
accusent des douleurs plus ou moins vives dans les cavités
splanchniques avant qu'aucun signe typhoïde ait ap-
paru. Mais si les symptômes ne s'amendent pas et si l'imminence de l'intoxication se dessine, je n'ai plus qu'une
pensée celle de la combattre et d'en atténuer les effets.

Je n'entrerai pas ici dans une foule de détails que m'in-
terdisent les bornes de ce compte-rendu, il doit me suffire
d'avoir expliqué en peu de mots la pensée qui me dirige
au début de toute fièvre grave typhoïde ou présumée telle
par le fait de l'appréciation de ses causes.

Je vais parler maintenant des moyens auxquels je recours pour remplir la troisième indication posée plus haut:
*Neutraliser autant que possible le poison qui a déjà passé
dans le torrent circulatoire.*

Dès que le sujet a été convenablement évacué par

Emploi
des remèdes cordiaux
et anti-septiques.

toutes les voies d'élimination, je le mets à l'usage tantôt de la décoction de quina additionnée de jus de citron, tantôt de l'eau de groseilles édulcorée avec le sirop de quina. Je ne saurais trop vanter l'efficacité de ces boissons toniques et anti-septiques que l'on fait passer à la dose d'une tasse toutes les heures et sous l'influence desquelles les forces générales ne tardent pas à se relever. Je fais faire en même temps des frictions sur les cuisses, sur l'abdomen et le long du rachis avec la teinture éthérée de quinquina calisaya. Enfin je prescris de 30 à 60 centigrammes de sulfate de quinine en trois ou quatre doses de 15 centigrammes qu'on administre à intervalles égaux pendant la matinée; c'est aussi à cette époque de la journée qu'on donne au malade quelques tasses de bouillon bien dégraissé. *Rien de plus fatalement nuisible qu'une diète absolue pendant le cours des maladies qui nous occupent.*

L'ingestion du sulfate de quinine est-elle difficile à cause de la susceptibilité gastrique, je le fais passer en lavement dans la moindre quantité possible d'infusion de camomille et à la dose de 30 centigrammes. On réitère ce lavement une ou deux fois selon les cas. S'ils ne peuvent être conservés je fais frictionner les aisselles et les aines avec une pommade chargée du même sel. Ce mode d'administration du sulfate de quinine mérite plus de confiance qu'on ne lui en accorde généralement et je rappelerai à ce propos que Chrestien de Montpellier, à une époque où l'alcaloïde du quinquina n'avait pas encore été découvert, traitait les fièvres graves avec le plus grand succès, par les seules frictions avec la teinture de cette écorce. (*Traité de la méthode iatraleptique,* Montpellier, an XII.)

Lorsque au début le pouls est fort, vibrant et la réaction intense, après l'emploi préalable des évacuants, je me permets des doses un peu plus élevées de sulfate de quinine, ou plutôt je les fractionne un peu moins, ne dépassant jamais au total 75 centigrammes par jour. Mais si, au contraire, le pouls est dépressible et l'adynamie marquée, je m'en tiens strictement à 30 ou 40 centigrammes en 3 ou 4 doses qui suffisent très-bien au but que j'ai en vue.

Cette posologie est comme, on le voit, radicalement différente de celle des autres médecins qui ont recouru au sulfate de quinine contre les fièvres typhoïdes; en voici l'explication rationnelle.

Justification de la posologie de l'auteur.

Est-ce pour couper la fièvre, pour empêcher ou diminuer les redoublements que j'emploie le sulfate de quinine dans ces maladies? *Non sans doute, je fais appel à ses vertus cordiales, anti-septiques encore plus qu'à sa propriété fébrifuge bien que rien ne démontre d'ailleurs que celle-ci reste tout-à-fait sans effet. J'introduis journellement le quinquina et son alcaloïde dans l'économie pour remédier à la fois à l'intoxication et au collapsus qui en est le symptôme pathognomonique.*

Mais, diront quelques médecins, le sulfate de quinine est un sédatif énergique du système nerveux et il n'est pas rationnel d'en donner dans une maladie dont la cause n'est déjà de votre propre aveu que trop sédative.

A cet éternel argument des amis de l'expectation je réponds avec la certitude de ne pouvoir être réfuté : que *si l'on appréciait exactement les propriétés du sel quinique, on ne tarderait pas à constater qu'il est sédatif ou excitant selon la dose à laquelle on le porte.* C'est un fait qui m'a été enseigné de longue date dans les écoles

navales où (je le dirai en passant), on s'entend beaucoup
mieux que partout ailleurs sur ce qu'on peut faire avec
les préparations de quinquina. Sans parler, du reste, de
l'expérience qu'il m'a été donné d'acquérir à ce sujet, je
ferai intervenir une autorité que personne ne déniera,
je veux parler de MM. Trousseau et Pidoux.

« *Le sel quinique, disent ces auteurs* (Traité de matière
médicale 1855) *donné à petites doses et à intervalles assez
éloignés* (15 à 30 centigrammes)*en plusieurs fois, a pour
effet immédiat d'imprimer plus d'énergie aux battements
du cœur et d'augmenter la force et la fréquence du
pouls.* »

« *Mais donné à doses plus fortes et toujours d'une
manière progressive(c'est-à-dire depuis un gramme jusqu'à deux, trois et même quatre grammes) ce sel produit une sursédation sur l'appareil cardiaco-vasculaire
qui se manifeste à la fois par le ralentissement et un
affaiblissement des plus notables dans les battements du
cœur et du pouls.* »

Ailleurs, le même auteur nous dit (page 340)en parlant
des effets du sulfate de quinine sur l'axe cérébro spinal:« *la
sédation produite sur le système nerveux, apparaît d'autant plus promptement et plus sûrement; elle a une durée
d'autant plus longue,que les sels quiniques ont été mis en
rapport avec l'encéphale pour ainsi dire molécule à molécule, lorsque par exemple ils ont été introduits par la
voie de l'absorption stomacale et donnés à doses progressives et graduées.*

Que deviennent les terreurs de quelques médecins qui
redoutent sans cesse la provocation des accidents nerveux
par le sulfate de quinine,en présence de la propriété qu'ac-
cordent à cet alcaloïde MM.Trousseau et Pidoux, propriété

dont la pratique m'avait donné l'instinct avant que ces auteurs eussent publié leur livre ainsi qu'on peut s'en convaincre dans plusieurs de mes écrits déjà fort anciens.

Oui, c'est un fait incontestable ! le sulfate de quinine pris à petites doses éloignées est à la fois un excitant précieux des fonctions circulatoires et un sédatif du système nerveux, et cela est si vrai que lorsqu'on continue trop longtemps ce sel après la cessation des symptômes typhoïdes proprement dits, il survient de l'intolérance et on s'expose à entretenir entr'autres phénomènes le mouvement fébrile. C'est un point sur lequel j'attire l'attention des confrères qui voudront expérimenter ma méthode thérapeutique. J'ajouterai avec une conviction profonde que le quinquina et ses préparations administrés d'après mes principes, restituent au sang la plasticité qui lui manque dans la fièvre typhoïde.

Pour ce qui est de la vertu antiseptique que tous les praticiens anciens et modernes ont reconnue au quinquina, je crois qu'elle est encore moins contestable dans le sulfate de quinine quoiqu'on en dise; s'il n'en était ainsi, comment pourrait-on s'expliquer l'action préservatrice de ce sel qui s'est si souvent révélée à moi et à tant d'autres médecins voyageurs, pendant les épidémies typhoïdes et dans les contrées les plus insalubres du globe. Veut-on la preuve péremptoire de cette propriété du sel quinique, j'invoquerai un témoignage officiel : (*Instruction médicale pour les capitaines au long cours qui fréquentent la côte occidentale d'Afrique*, rédigée et publiée par les ordres du ministre de la marine, Paris 1850.)

« *Des expériences nombreuses, dont nous avons pu apprécier la valeur, dit le professeur Raoul, auteur de*

ce travail, démontrent que le quinquina et le sulfate de
quinine non-seulement guérissent les maladies détermi-
nées par les marais et autres foyers d'infection, mais qu'ils
peuvent encore s'opposer à leur développement. Vingt-
cinq centigrammes de sulfate de quinine pris tous les ma-
-tins à jeun suffisent en général pour mettre l'économie
dans de bonnes conditions de préservation ». M. le professeur Raoul, lorsqu'il rédigeait cette instruction et
émettait cette manière de voir sur la vertu préservatrice
du sulfate de quinine, était chargé en chef du service de
santé de la division navale, employée sur la côte d'Afrique
à la répression de la traite des noirs. Qui pourrait donc
élever des doutes sur sa capacité, sur sa compétence.
Trousseau apprécie si bien cette propriété antiseptique du
quinquina qu'il dit dans son traité de thérapeutique, qu'en
présence de la douloureuse mortalité qui a lieu dans les
cas de péritonite puerpérale, il n'hésiterait pas à administrer du quinquina et du sulfate de quinine, aux femmes
qui attendent leurs couches dans les hospices, comme
préservatifs de la résorption putride cause essentielle de
cette dernière fièvre.

Je le dis hautement pour ma part, combien de fièvres
à caractère typhoïde, puerpérales et autres, n'ai-je pas
arrêtées ou prévenues par l'administration journalière du
quinquina et du sulfate de quinine. Combien de blessés
n'ont-ils pas été préservés par les mêmes moyens, dans
les hôpitaux maritimes, d'une résorption purulente presque certaine. Car qu'est ce que cette résorption, sinon
une intoxication septique très-analogue, pour ne pas dire
semblable, à celle qu'on observe dans les pyrexies dites
typhoïdes. Faut-il que j'ajoute, que partageant mes idées,
M. le docteur Bonnet, de Lyon, a démontré, dans un excel-

lent mémoire, que chez les blessés atteints de résorption purulente, il se faisait à la surface des plaies une exhalation prononcée d'acide sulfhydrique dont la pénétration dans le torrent circulatoire était sans doute la cause directe des accidents typhoïdes.

Après ces explications auxquelles il m'est impossible de donner ici de plus grands développements, on ne pourra plus admettre, je pense, que j'emploie les préparations de quinquina contre les fièvres typhoïdes, sans en avoir parfaitement calculé les effets. À mes yeux, ces remèdes sont doués d'une sorte de spécificité contre l'intoxication septique et l'expérience m'a démontré, en effet, qu'il faut que cette dernière ait acquis une bien grande intensité, pour qu'ils n'en triomphent pas. Relèverai-je ici tous les reproches que se plaisent à adresser à la médication quinique les médecins expectants, les partisans exclusifs du système de Broussais, auxquels les plus grands revers ne peuvent dessiller les yeux et qui évoquent sans cesse contre cette médication, les fantômes vieillis de la gastrite, de la cystite, des accidents nerveux. Les cliniciens ne sont plus dupes aujourd'hui de ces injustes accusations. Depuis bien des années que je manie le quinquina et ses préparations d'après les principes de l'ancienne école pyrétologique, je n'ai pas vu surgir une seule fois les accidents dont il s'agit : « *quelle erreur, me disait naguère à Montpellier M. le professeur Dupré, dont je suivais la clinique à S. Eloi, que de regarder le sulfate de quinine comme un irritant; il n'y a certes rien en lui qui justifie cette qualification.* » Le savant professeur n'induisait pas de ce fait qu'on pouvait administrer ce sel sans inconvénient, en dépit des irritations gastriques, il voulait faire remarquer sans doute, que les cas où le sulfate de quinine pour-

Reproches que les expectants adressent au sulfate de quinine.

rait susciter lui-même ces irritations, sont infiniment rares.

Je n'ignore pas que la médication quinique, peu employée, dans l'intérieur de la France contre les fièvres typhoïdes, vient d'être condamnée par une formidable autorité médicale, je veux parler de M. le professeur Rostan qui a dit à ce sujet (*Gazette des hôpitaux du 7 janvier 1858*): «*je ne me sers jamais du sulfate de quinine dans la fièvre typhoïde excepté lorsque les symptômes de la fièvre intermittente se montrent pendant la convalescence*». Mais que peut l'autorité d'un grand nom contre l'expérience ; l'illustre professeur de Paris déclare qu'il n'emploie jamais le sulfate de quinine dans le cours de la fièvre typhoïde, et moi, je me vante, au contraire, d'y recourir avec un succès soutenu dans presque tous les cas ou à peu près, convaincu que mes idées sous ce rapport, seront accueillies avec sympathie par le plus grand nombre des médecins qui desservent nos hôpitaux maritimes et coloniaux (1). On peut accuser le sulfate de quinine et le

(1) Il y a à peine quelques mois, qu'ayant été appelé dans une petite localité du département des Bouches-du-Rhône où des fièvres typhoïdes sévissaient épidémiquement, je pus avoir une nouvelle preuve de la haute efficacité de la médication quinique contre ces maladies. Deux docteurs en médecine desservaient cette localité, l'un qui affectionnait particulièrement les saignées locales et générales perdait tous ses malades, l'autre qui avait fréquenté les Colonies employait le quinquina et en sauvait le plus grand nombre ; je l'engageai à recourir au sulfate de quinine à doses fractionnées, et il m'a dit depuis qu'il avait eu des résultats encore plus satisfaisants. D'autres médecins de la campagne qui ont aussi adopté ma médication s'en trouvent à merveille. Je citerai entre-autres un de mes anciens élèves M. Guyneau médecin, à Séon-Saint-Henri.

quinquina des plus graves inconvénients, les faire con-
damner par les résultats de la statistique, épuiser contre
-eux les raisonnements les plus spécieux, je répondrai toujours avec opiniâtreté : *ils guérissent le plus souvent les*
fièvres typhoïdes tandis que les méthodes que vous préco-
nisez ne donnent de votre propre aveu, aucune garantie
certaine contre ce fléau.

D'ailleurs les termes mêmes de l'arrêt porté par M. Rostan
prouvent de reste, qu'il ne considère dans le sulfate de
quinine que sa propriété fébrifuge, et que partant, il ne l'a
jamais employé dans le même but, et aux mêmes doses
que moi. Je ne saurais admettre, d'un autre côté, que les
fièvres typhoïdes de Paris diffèrent de celles de Marseille,
car je le répéterai encore ici : *primitives ou secondaires,*
dues à l'absorption des miasmes atmosphériques ou à la
résorption des principes infects, qui sont le résultat de la
dothinentérite, etc.; il y a toujours en elles un fait capi-
tal qui ne permet pas au médecin de pivoter autour
d'une base thérapeutique autre que le quinquina et ses
préparations ; j'ai nommé de nouveau l'intoxication
septique.

La confiance que j'ai dans cette médication, contre les
maladies typhoïdes, non-seulement comme curative, mais
encore comme prophylactique, est telle que souvent en
présence d'accidents graves, je conserve une quiétude
dont on s'étonne ; mais ce calme apparent qui n'exclut
jamais le souci, n'est certes pas le fait de l'ignorance du
danger. Je connais de longue date la perfidie de ces maladies, les aggravations funestes qui surviennent brusquement pendant leur cours, mais ce que l'expérience m'a
fait voir aussi bien souvent, c'est que, lorsque les
sujets ont été pris de bonne heure, lorsqu'ils sont pla-

cés dans de bonnes conditions d'âge, de tempérament, d'hygiène, et qu'on ne se borne pas à leur donner de la tisane, la guérison en est toujours possible. D'ailleurs, faut-il que je rappelle ici qu'ayant eu à me débattre au milieu de l'Atlantique, il y aura bientôt vingt ans, contre cent seize cas de fièvre jaune, survenus à bord d'un vaisseau encombré de troupes, j'ai eu la satisfaction d'en guérir soixante-sept, malgré des symptômes formidables ; naguère encore, j'ai rencontré sur les quais de Marseille, deux de mes anciens malades, les nommés Daloni et Rochette, qui se tirèrent d'affaire entre mes mains, malgré le terrible *vomito negro*. Lorsqu'on a été élevé à si rude école, lorsqu'on a assisté en un mot à de telles résurrections, n'a-t-on pas acquis en quelque sorte le droit de ne jamais désespérer ?

D'habitude je ne renonce à l'emploi du sulfate de quinine, que lorsque tout symptôme typhoïde a disparu et *que sous l'influence de ce sel, la maladie s'est véritablement transformée en fièvre continue, ou remittente simple.* Il est prudent, néanmoins, de ne pas y renoncer trop vite, si l'on veut se donner des garanties contre certains accès à tendance plus ou moins pernicieuse, qui viennent parfois compromettre la convalescence.

En définitive, je professe avec une foi profonde que *dans toutes les fièvres typhoïdes quelle que soit leur forme, il faut toujours se hâter de placer le sujet sous l'influence des préparations de quinquina ; que lorsqu'on les emploie dès le début, après des évacuations convenables, elles n'amènent pas la cessation du mouvement fébrile ; loin de là, le pouls se relève, acquiert de la fréquence et de la résistance, les alternatives de redoublement et de rémission persistent ; mais la peau reprend ses fonctions, les urines coulent plus facilement; les hémorrhagies passives s'arrêtent ou ne se montrent pas, les gangrènes sont presque inouies, enfin les symptômes cérébraux s'appaisent. Les sujets, ainsi traités, guérissent généralement du 2e au 4e septenaire, quelquefois beaucoup plutôt, sans avoir présenté aucun de ces symptômes alarmants qu'il est si commun de voir survenir dans les fièvres qui nous occupent.*

Je ne peux donc qu'engager mes confrères, ceux qui sont bien convaincus de l'inanité des diverses médications qu'on oppose à ces maladies, à recourir avec confiance à la médication quinique, d'après les règles que je viens de poser; de le faire surtout d'aussi bonne heure que possible, d'y persévérer et de ne se laisser influencer, ni par un premier insuccès, ni surtout par la persistance des phénomènes fébriles proprement dits. Je ne saurais trop le répéter en effet: *le quinquina et le sulfate de quinine ne coupent pas les fièvres typhoïdes, n'arrêtent pas les redoublements et les paroxismes, mais ils combattent directement l'intoxication, et partant, transforment ces maladies en fièvres simples bien moins graves et bien plus faciles à guérir.*

J'ai donné à cette disgression indispensable, sur les propriétés du quinquina, plus d'étendue que je ne souhaitais; je vais donc achever-très vite, la description générale de ma thérapeutique contre les fièvres typhoides, et dire un mot de la conduite que je tiens en présence de certaines complications.

Toutes les fois qu'au premier septenaire, des symptômes ataxiques graves existent ou sont imminents, je ne manque jamais d'associer les antispasmodiques au sulfate de quinine; je professe une prédilection toute particulière

Empl. i
des
antispasmodiques.

pour le castoreum; j'emploie ces remèdes soit en potion, soit en lavement, selon les circonstances.

Quoique les indications de l'opium soient infiniment rares dans le cours de ces maladies, elles se rencontrent cependant dans quelques cas exceptionnels et je pourrais en citer plusieurs, où un peu de laudanum administré à propos, a fait merveille. J'ai parlé de la femme d'un confrère, que j'ai traitée dans le courant de février 1855, elle a du sa guérison au sulfate de quinine aidé par le laudanum. Je rapporterai, d'ailleurs, cette observation un peu plus loin. Chez les adolescents atteints de dothinentérite, une stupeur très-prononcée dès le début même de la courbature initiale, de petits mouvements spasmodiques des muscles des lèvres et des soubresauts dans les tendons des muscles de l'avant-bras, perçus de loin en loin lorsqu'on reste assez longtemps à tater le pouls, sont pour moi des signes certains de l'imminence de la complication ataxique, et de la nécessité d'employer les antispasmodiques dès le début.

Traitement des complications.

Quant à ces complications toujours si fâcheuses, qui surviennent trop souvent, pendant le cours des fièvres typhoïdes, et qui font dire alors qu'elles tendent à se localiser, j'ai déjà fait pressentir que je faisais face à ces complications par des moyens rationnels, mais sans perdre de vue l'affection générale, sans cesser de traiter l'intoxication.

Ainsi s'agit-il par exemple, d'un engouement pulmonaire, dont les signes rationnels existent; selon l'âge, le tempérament du sujet, l'époque de la maladie, je recours à des ventouses, tantôt sèches, tantôt scarifiées, ou simplement à des épithèmes composés de mouches de Milan réunies en nombre suffisant pour agir sur une large surface.

Lorsque l'état de l'estomac le permet, je joins aussi à ces moyens des juleps légèrement kermétisés. Si ce dernier organe, ou le cerveau devient le siége de fluxions plus ou moins actives, je recours encore soit aux ventouses, soit aux vésicants placés à l'épigastre et derrière les oreilles ; *mais même dans ces derniers cas, je me garde bien d'interrompre, sous prétexte de phlegmasies dont l'existence pendant le cours des fièvres graves est plus que contestable, l'emploi des préparations de quinquina.*

C'est en me conformant à ce principe que j'ai pu conjurer pendant le cours des fièvres typhoïdes, les complications en apparence les plus redoutables, et qui seraient certainement devenues mortelles si, préoccupé exclusivement des idées de localisation, j'avais renoncé au traitement général.

L'usage journalier des lavements de décoction de camomille chlorurée, joint à l'emploi intérieur et extérieur du quinquina, rend le météorisme très-modéré chez la plupart de mes malades; il est extrêmement rare, en effet, qu'ils présentent ce ballonnement considérable et compromettant, qui trop souvent vient ajouter à la gravité du pronostic pendant le cours des fièvres typhoïdes. Pourquoi en serait-il autrement je le demanderai ici? Pourquoi le chlorure de sodium, la décoction de camomille et les préparations de quinquina, qui neutralisent si bien les gaz et les liquides septiques à la surface des plaies gangreneuses, n'agiraient-ils pas de la même manière sur eux à l'intérieur du tube digestif, et n'empêcheraient-ils pas le météorisme qui en est l'effet direct? J'entends souvent des médecins se récrier contre les embarras et les soucis que leur cause cette complication; mais ont-ils toujours fait ce qu'il faut pour la prévenir? Je ne crains pas de l'affirmer, ce résultat est de ceux que l'on obtient

Bons effets des lavements chlorurés.

facilement en s'y prenant de bonne heure. M. le docteur
Ducros, ancien professeur de clinique médicale à Marseille,
dont j'ai été le suppléant pendant deux semestres, avait soin,
comme je le fais, de prescrire à ses typhoïques presque
dès le début, dés lavements de camomille chlorurés,
et conjurait par ce moyen le météorisme. Ces lavements ont-ils tous les inconvénients que leur repro-
chent les expectants? Cette question me paraît telle-
ment oiseuse que je ne l'examinerai même pas.

Connéxions
de la dothïuentérite
avec la
diathèse tuberculeuse.

Je l'ai déjà dit plus haut, il existe entre la dothinentérite et la diathèse tuberculeuse des rélations intimes qui
m'ont frappé dans plusieurs circonstances chez des femmes et des enfants ; ces rélations que l'état de la science
me permet seulement d'indiquer ici, ne sont pas même
soupçonnées par beaucoup de médecins; elles réclament,
cependant, toute leur attention, car elles peuvent expliquer certains phénomènes dont on ne pourrait sans cela
se rendre compte. Souvent, en effet, pendant le cours
d'une fièvre typhoïde, la présence ignorée de tubercules
crus dans les poumons fait croire à des pneumonies aigües qui n'existent pas. J'ai été dupe à diverses reprises
de l'auscultation dans ces cas et j'ai averti, il y a peu de
temps encore, un de mes confrères de la probabilité d'une
diathèse tuberculeuse chez un typhoïque que nous avions
été appelés à voir ensemble à la Capelette près Marseille.
La matité, le retentissement de la voix et la respiration
bronchique, appréciés par nous au début de la fièvre, nous
faisaient craindre l'hépatisation du parenchyme pulmonaire; cette complication eut été promptement mortelle
et cependant il était évident que le sujet la supportait
très-bien, la dyspnée n'était pas même ce qu'elle est
d'habitude dans les fièvres graves, la toux l'expectoration étaient presque nulles. Nous mîmes par précaution

un vésicatoire sur le point malade, nous n'interrompimes pas le traitement général et le sujet guérit au 3ᵉ septenaire. L'auscultation ne nous permit plus alors de douter de l'existence des tubercules crus, dont le ramollissement commença huit ou dix mois après et se termina par la mort.

Au Lycée, chez un adolescent qui avait résisté à une dothinentérite, cette maladie fut suivie d'abord d'un état général d'anémie que ne purent vaincre les moyens usités en pareil cas. Bientôt des douleurs sourdes se manifestèrent dans les parties profondes de l'abdomen, les digestions se dérangèrent, des céphalées opiniâtres fatiguèrent le jeune malade, une fièvre lente s'alluma, on fut obligé de le retirer du Lycée, puis de le renvoyer dans sa famille où il succomba à une phthisie mésentérique. Peut-être aurait-on trouvé des tubercules dans le cerveau lui-même si la nécropsie avait été faite.

Enfin, dans trois autres cas observés l'un à l'Hôtel-Dieu et les deux autres dans ma pratique civile chez des adolescents, il m'a été démontré que des éruptions tuberculeuses ont eu pour cause occasionnelle la dothinentérite ; j'ai encore en ce moment un de ces malades entre les mains.

Je ne dois pas oublier de faire remarquer en terminant ce que je pouvais dire ici sur le traitement des fièvres typhoïdes compliquées, que lorsque ces affections succèdent, soit à la variole, soit à une autre fièvre éruptive, la médication doit toujours tendre sans doute dans le principe à favoriser ou à rappeler l'éruption ; mais dès que les symptômes typhoïdes se sont prononcés il ne faut plus perdre un temps précieux, c'est à combattre directement l'intoxication qu'il faut s'attacher.

Tel est le traitement que j'oppose depuis longtemps   Conclusion.

aux fièvres dites typhoïdes, fléau de notre époque et sur lesquelles il serait bien temps de s'entendre. Il découle selon moi de la meilleure appréciation possible dans l'état actuel de la science, des causes et de la nature de ces maladies, et c'est dire explicitement à certains médecins, à Marseille, qui l'ont critiqué, que je ne m'en départirai pas en faveur de leurs propres méthodes dont l'inanité m'est démontrée. Soit dans ma clientèle civile, soit à l'Hôtel-Dieu, soit enfin dans les divers établissements auxquels je suis attaché, je continuerai, comme je l'ai fait jusqu'ici, à confier aux préparations de quinquina le salut de mes typhoïques, tenant une note exacte de mes succès et de mes revers, et bien décidé à suivre ultérieurement l'importante question que j'ai soulevée dans celui-ci. Je viens de faire ma profession de foi publique et de justifier par la théorie les résultats de ma pratique ; que ceux qui m'ont accusé d'empirisme en fassent autant et surtout qu'ils ne s'excusent plus sur leurs immenses occupations *de métier* pour garder le silence. Cette monnaie peut encore avoir cours à Marseille, mais partout ailleurs on ne l'accepte pas. Les Gintrac, de Bordeaux, les Bretonneau, de Tours, les Bonnet, les Brachet, de Lyon, etc. ont aussi d'immenses clientèles et cependant ces médecins éminents ont largement payé leur tribut à la science. *D'ailleurs que serait devenue cette dernière, dans quel état se trouverait-elle aujourd'hui si les générations médicales qui ont précédé la nôtre, avaient professé et appliqué de pareils principes ?*

OBSERVATIONS PARTICULIÈRES.

DE

FIÈVRE TYPHOIDE (1).

~~~~~~~~~

Le 22 décembre 1854, le nommé Reboul, forgeron de l'usine à gaz, dite *Provençale*, travaillant au fond d'un puisard, où s'était accumulé par l'effet d'une fuite, du gaz extrait de la tourbe des marais et non encore débarrassé de son excès d'acide sulfhydrique, est subitement asphyxié; on le retire de ce lieu et on vient m'appeler en toute hâte. J'arrive une demi heure environ après l'évènement; il m'est impossible de rappeler à la vie un malheureux père de famille qui avait été asphyxié en portant secours à Reboul et je trouve ce dernier dans l'état suivant :

Face turgescente et violacée, gonflement considérable du cou comme dans l'apoplexie, regard fixe, dilatation des pupilles, injection des conjonctives, trismus intense, pas de pouls (ouverture d'une veine du bras), le sang coule d'abord lentement en nappe, il est extrêmement noir et diffluent, mais au bout d'une ou deux minutes le jet se forme, la circulation se rétablit, le trismus diminue beaucoup et des vomissements débarrassent l'estomac du bol alimentaire.)

Comme les signes de congestion cérébrale persistent et que la respiration est toujours stertoreuse je prescris 30 sangsues aux apophyses mastoïdes, des frictions générales avec une brosse un peu rude, des sinapismes aux pieds, des compresses vinaigrées sur la tête et un lavement chloruré.

Observation de fièvre bilieuse typhoïde due à l'action directe de l'acide sulfhydrique.

(1) Je crois devoir avertir mes lecteurs qu'il ne me sera possible de donner ici que l'extrait de ces observations que mes élèves ont recueillies avec détail où que j'ai rédigées moi-même. Quelques-unes d'entre-elles embrassant un laps de temps assez long occuperaient à elles seules la majeure partie de ce compte-rendu, il me suffira donc je pense d'indiquer l'origine, les principales phases de la maladie et le traitement qui a été suivi.

A huit heures du soir, amélioration du côté de la tête, la respiration est plus naturelle, moiteur générale, pouls à 57 pulsations, petit et dépressible, les facultés intellectuelles sont toujours abolies et la parole impossible (Vésicatoires aux jambes, potion avec 1 gramme éther, esprit de mindererus 20 grammes, sirop de quina, qs lavement purgatif.)

Même état ou à peu près jusqu'au 29, ce jour là le malade semble reconnaître sa femme et articule quelques mots; mais délire, stupeur, agitation, dyspnée, haleine fétide, émission de gaz nidoreux par la bouche et par l'anus. Saleté de la langue, ballonnement, constipation, odeur générale pathognomonique (décoction de quinquina acidulée, frictions générales avec la teinture de quinquina, lavement chloruré, 50 centigrammes de calomélas.)

Le 30, évacuations infectes, abondantes et établissement de la diarrhée; selles argileuses, diminution du météorisme et du délire, moins de prostration, le pouls est plus fréquent et plus résistant (60 centigrammes sulfate de quinine en six doses; continuation des autres moyens moins le calomel.)

A compter de ce jour la fièvre typhoïde achève de se caractériser et de se régler; des alternatives de rémission et de redoublement, des paroxismes ont lieu chaque jour, mais les symptômes typhoïdes proprement dits diminuent progressivement d'intensité et la guérison définitive a lieu vers la fin du 4e septenaire, seulement la convalescence est plusieurs fois entravée par des accès de fièvre. Reboul est aujourd'hui plein de santé et travaille aux ateliers des Messageries impériales.

Observation de fièvre bilieuse typhoïde due à l'ingestion d'une eau hydrosulfureuse.

Bouvier (Jean), âgé de 21 ans, né à Beaurepaire (Isère), de tempérament bilieux sanguin, travaille dans une usine à Marseille *où l'on use, dit-il, d'une eau de puits qui a le goût des œufs gâtés et qui lui a pesé beaucoup sur l'estomac.*

Cet homme qui n'a jamais été malade, s'étonne d'éprouver tout-à-coup de la courbature, des frissons, des vertiges, de la céphalalgie, on le transporte à l'Hôtel-Dieu le 31 mars dans la soirée, et je le trouve le 1er avril au moment même où j'entre en fonctions, dans l'état suivant :

Stupeur, prostration, langue sale, haleine infecte, dyspnée, nacré des gencives, gargouillement prononcé dans la fosse iliaque droite, ballonnement, urines troubles exhalant une odeur fétide, pouls fréquent peu résistant, peau sèche et presque froide, selles argileuses assez fréquentes, redoublements et rémissions peu prononcés. (Prescription : bouillon bien dégraissé par petites portions et à intervalles, limonade édulc. avec sirop de quina, frictions sur l'hypogastre avec l'huile camphrée, cataplasme sur cette région, 50 centigr. sulfate de quinine en cinq doses, vésicatoires camphrés aux jambes, lavement avec la décoction de camomille.

Le 3 avril, pouls plus développé, plus résistant, moiteur et chaleur à la peau.

Jusqu'au 5 rien de nouveau, même traitement, mais le 6 l'état du malade s'est beaucoup amélioré et je diminue la dose de sulfate de quinine que je réduits à 30 centigrammes.

Le 7, les symptômes typhoïdes sont presque entièrement dissipés et je ne donne plus que 20 centigr. du même sel.

Du 7 au 20, je commence à faire prendre au malade un peu de tapioka très-léger au bouillon.

Le 21, la convalescence est bien établie; je supprime le sulfate de quinine et le 27 le malade sort guéri de l'Hôtel-Dieu.

— Des cas semblables se sont présentés cet été dans les autres services de médecine de l'Hôtel-Dieu et notamment dans la salle Aillaud (service du docteur Thomas), où de deux ouvriers qu'on y avait transportés asphyxiés par l'acide sulf-hydrique, l'un n'a pu être rappelé à la vie, tandis que l'autre a passé par les phases d'une véritable fièvre typhoïde et a pu guérir.

Cette observation très-remarquable et qui est de nature à démontrer le peu de valeur des reproches, adressés par les expectants à la médication quinique est tirée de ma pratique civile ; mais la personne qui en fait le sujet et qu'anime envers moi une vive reconnaissance, m'a autorisé à la désigner et à la faire figurer dans ce travail. Elle est prête aussi à fournir autant sur sa maladie que sur sa situation présente tous les

Cas extrémement grave de fièvre typhoïde, guérison par le sulfate de quinine.

renseignements que mes confrères pourraient trouver bon de lui demander.

M. Mel***, vice-consul de Sardaigne à Marseille, 45 ans, tempérament bilieux sanguin, forte constitution, père de douze enfants tous vivants et bien constitués, tombe malade au commencement de février 1853, à la suite de grandes préoccupations morales. Il présente d'abord un état d'embarras gastrique, puis des symptômes bilieux caractérisés, accompagnés de fièvre et que l'on traite par la diète et les évacuants ; mais son état continue à s'aggraver et le médecin qui le soigne étant forcé subitement de se rendre pour affaires de famille dans un département voisin, on vient me prier *de me charger de lui.*

Le 8 février, je me rends dans sa maison 7, rue de la Loubière, accompagné de M. G...., commissaire de l'inscription maritime à Marseille et son condisciple, je le trouve dans l'état suivant :

Délire, agitation, mouvements convulsifs des muscles de la face, rire sardonique, soubresauts des tendons de l'avant bras, odeur générale caractéristique, langue fuligineuse mais encore un peu humide, dyspnée, toux fréquente (rien à l'auscultation, ballonnement extrême de l'abdomen, pouls à 90 pulsations, petit, dépressible, peau sèche presque froide, épistaxis, constipation qui a résisté à plusieurs lavements).

Effrayé de la responsabilité qui allait peser sur moi, je fais appeler le docteur Cauvière, alors directeur de l'Ecole de médecine, afin de lui faire constater l'état dans lequel je me voyais forcé de prendre M. M.... Cet honorable et savant confrère se rend en toute hâte à ma pressante invitation, il avertit la famille de la position désespérée de son chef et veut bien tout en portant un pronostic funeste, donner son approbation à la prescription suivante :

Décoction de quina acidulée chaude, épithèmes vésicants derrière les oreilles et aux jambes, frictions générales avec la teinture éthérée de quina calisaya. Potion à prendre par cuillerées avec 16 grammes d'esprit de mindérérus, et 1 gramme d'éther ; lavement purgatif.

Du reste, nous demeurons d'accord avec M. Cauvière que

dès le lendemain matin la médication quinique sera commen-
cée (1).

Douze heures s'écoulent, le lavement purgatif un peu chargé
à dessein a bien agi, il y a eu une évacuation considérable de
matières noires infectes mêlées de sang, le ballonnement a
beaucoup diminué, mais le délire est toujours très-intense et la
position très-grave, le pouls est un peu moins déprimé. (Même
traitement, moins le lavement purgatif; 50 centigrammes de sulfate de quinine à prendre en 5 doses.)

Le 10 février, un médecin qui vient voir le malade et à qui
l'on dit que je compte beaucoup sur une diaphorèse que je cher-
chais à provoquer, dont j'avais apprécié de bonne heure les
premiers signes, annonce à la famille désolée, que mon espé-
rance sera déçue et *que cette sueur si impatiemment attendue
sera celle de la mort* (sic) pourtant mes prévisions se réalisent,
cette sueur augmente, devient générale et a un caractère
halitueux prononcé; mais en même temps des selles sanguino-
lentes continuent à avoir lieu, tandis que les gencives et la muqueuse buccale exhalent aussi du sang comme chez un scorbu-
tique, le délire est moins intense, il se rapproche davantage du
subdelirium.

(Même prescription c'est-à-dire continuation du quinquina, du
sulfate de quinine et des excitants diffusibles.)

Dans la journée du 10, la diaphorèse a pris des proportions véritablement critiques, elle continue sans diminution le 11 et le
12, les hemorrhagies passives se bornent manifestement, le
pouls a repris de la force, il ne se laisse plus écraser, la respiration est plus libre; enfin il y a un amendement général de
tous les symptômes.

Je ne rapporterai pas ici, dans tous ses détails et avec ses
diverses péripéties la maladie de M. Mel** qui est resté en
traitement pendant plus de deux mois; mais qu'il me suffise
de dire que, *du moment de mon arrivée jusqu'à l'entière
cessation de tout symptôme typhoïde, il a pris soit à l'intérieur,*

(1) M. le docteur Cauvière, dont chacun connaît la haute capacité, est de tous
les médecins de Marseille avec lesquels j'ai consulté, celui qui s'est montré le plus
constamment sympathique à la médication par le sulfate de quinine.

soit en lavement, soit en frictions, environ cinquante gram-
mes de sulfate de quinine. J'affirme cependant, (et il serait très-
facile de le vérifier), que M. Mel** n'a jamais éprouvé pendant sa convalescence, ni gastrite, ni cystite, ni signes d'intoxication quinique, qu'il jouit, depuis six ans, d'une santé,
d'une vigueur peu communes, et qu'il bénit en un mot l'héroïque remède qui lui a sauvé la vie.

Je ne dois pas oublier d'ajouter : *qu'après M. Mel** cinq de ses*
enfants, dont le plus agé avait quinze ans, furent atteints près-
que en même temps de fièvre typhoïde bien caractérisée, quoique
moins grave, et que tous les cinq ont guéri comme leur père
par un traitement basé sur les mêmes moyens avant le troisième
septenaire. Il me paraît naturel d'admettre, vu l'âge des sujets,
que ces derniers cas, eurent pour point de départ la dothinentérite.

Fièvre typhoïde grave
à caractère nerveux,
guérison par
le sulfate de quinine
et l'opium.

Mme L. âgée de vingt-huit ans environ, tempérament nerveux,
constitution délicate, mariée depuis peu de mois, a éprouvé
un avortement qui a compromis sa vie ; depuis cette époque sa
santé est devenue mauvaise, et ses forces ne se sont pas réta-
blies ; vers la fin de janvier 1857 elle tombe malade et s'alite ;
sa maladie est évidemment une fièvre rémittente avec complication gastralgique, et sans doute hystérique très-prononcée ;
son mari qui l'aime tendrement, bien que d'une capacité reconnue et médecin en chef d'hôpital, la confie à deux confrères
expérimentés et en appelle en consultation un troisième, qui
jouit dans une ville voisine d'une réputation méritée de savoir
et d'expérience ; on considère la maladie de Mme L. comme une
gastro-entérite, et on prescrit en conséquence un traitement
antiphlogistique (sangsues, abstinence de tout aliment, boissons
délayantes, lavements émollients); j'ignore si des laxatifs furent
aussi prescrits.

Sous l'influence de ces moyens, l'état de Mme L. s'aggrave, et la
prostration devient telle, que des lipothymies ont lieu à l'occasion du moindre mouvement. Son mari s'inquiète vivement, et
s'arrête à l'idée d'une fièvre grave ; il m'écrit pour me demander si je ne pourrais pas aller voir sa chère malade, et

comme je ne refusai jamais rien de semblable à un confrère, je
pars le matin même et vois Mme L. pour la première fois,
à quatre heures du soir ; elle était dans l'état suivant :

Decubitus dorsal, adynamie profonde, stupeur, subdelirium,
langue assez humide, bien que la malade refuse souvent les
boissons, nausées, vomituritions assez fréquentes, abdomen ballonné, gargouillement appréciable dans la fosse iliaque droite,
pouls petit, serré, fréquent, disparaissant sous le doigt, selles
rares mais caractéristiques. M. L. m'apprend, qu'il y a eu les
jours précédents, plusieurs crises nerveuses très-graves qui
lui ont fait craindre pour la vie de sa femme, que le soir un
paroxisme intense a lieu invariablement, et que la rémission est annoncée le matin par une faiblesse compromet-
tante, etc,

Deux confrères des plus expérimentés de la localité se joi-
gnent à nous, et nous entrons en consultation. Je diagnostique
*une fièvre typhoïde avec complication de phénomènes gastral-
giques hystériques etc.*; Je repousse toute idée de gastro-entérite ; je propose les préparations de quinquina associées aux
antispasmodiques comme base de traitement; cette proposition,
après d'assez vifs débats, est acceptée. Je rentre à Marseille, et
peu de jours après je fais une seconde visite à M^mc L.; on va
juger par quelques passages extraits des lettres de son mari
de l'effet du nouveau traitement:

« Le lendemain de votre départ, j'ai commencé l'emploi du
sulfate de quinine en lavement à la dose de cinquante centigrammes dans la décotion de valériane, des frictions générales
avec la teinture de quina, et j'ai tenté de modérer la susceptibilité gastrique à l'aide de quelques gouttes de laudanum ;
il est certain que, sous l'influence de ce traitement, l'état de
l'estomac s'est beaucoup amélioré ; *il est donc positif maintenant, que nous n'avions pas affaire à une inflammation. Nous
sommes d'avis, avec mes confrères, de continuer cette médication*».

Plus tard la complication gastralgique ayant complétement
cédé, le sulfate de quinine put être donné par la bouche, à la
dose de quinze centigrammes plusieurs fois par jour, associé à un peu de laudanum, tandis que l'on faisait garder à la

malade des quarts'de lavement avec la décoction de valériane, le sulfate de quinine et la teinture de castoreum. Bientôt M. L. m'écrivit (16 fevrier) :

Nous entrons plus que jamais dans la voie du mieux ; *depuis quelques jours les accidents nerveux naguère si redoutables ont beaucoup diminué pour ne pas dire entièrement cessé, les paroxismes n'ont plus reparu, l'estomac est tout-à-fait appaisé, et les forces reviennent à vue d'œil. Que je vous remercie de nous avoir détourné du premier traitement.*

Mme L. ne tarda pas en effet à guérir tout-à-fait ; je l'ai déjà demandé ailleurs, que serait-elle devenue, si on s'était borné à l'expectation, ou si, repoussant l'emploi du quinquina, on avait persisté dans celui de la diète et des sangsues ?

Cinq cas de dothinentérite jugulés par le sulfate de quinine.

Les cinq cas suivants de fièvre typhoïde évidemment consécutifs à des entérites folliculeuses, si l'on considère l'âge des sujets, sont extraits des registres d'infirmerie du Lycée impérial de Marseille.

Première observation.

P***, âgé d'environ seize ans, tempérament sanguin, sujet à des irritations gastro-intestinales éphémères, ayant eu aussi des fièvres d'accès, entre à l'infirmerie le quatorze novembre 1852 ; céphalalgie, langue blanchâtre, humide, piquetée, nausées et vomituritions, chaleur assez vive à la peau, pouls fréquent, inégal, offrant peu de résistance, selles naturelles ; (diète, limonade gommeuse, lavement avec le sulfate de soude, cataplasmes sur l'abdomen).

Jusqu'au 17, mêmes symptômes avec un peu d'amélioration, (continuation de la diète et des délayants).

Le 18, stupeur marquée, trouble dans les fonctions intellectuelles, rougeur de la face très-prononcée, selles liquides caractéristiques, abdomen souple, même état du pouls ; (même prescription, plus des mouches de Milan aux jambes).

Du 19 au 21, rien de particulier, la faiblesse est très-marquée, l'estomac offre moins de susceptibilité ; (quelques cuillerées de bouillon de poulet, petit lait pour boisson, lavement de décoction de camomille).

Le 21, la stupeur a augmenté, dyspnée, gargouillement iliaque très-sensible, météorisme, fuligo des gencives, langue

sèche et rapeuse, subdelirium et alternatives de rémissions et
de redoublement, paroxisme très-intense le soir, pouls très-
dépressible (petit lait nitré pour tisane, cinquante centigrammes
de sulfate de quinine en lavement); jusqu'au 25 même état ou à
peu près, et même médication, les lavements quininés sont bien
gardés.

Le 26, amélioration marquée et générale des symptômes, le
pouls s'est developpé et a pris de la résistance ; (un peu de
bouillon par petites portions, même traitement).

Le 27, tous les symptômes typhoïdes ont disparu, le pouls est
naturel, les redoublements sont moins prononcés, la peau est
humide (même prescription).

Le 28, convalescence.

V***, tempérament lymphatico-sanguin, bonne constitution , Deuxième observation,
quatorze ans, entre à l'infirmerie le 9 avril 1853 avec des symptômes gastriques bien caractérisés, mais qui ne sont pas francs
ni légitimes et m'engagent à être très-circonspect dans l'emploi
des émissions sanguines; je leur oppose la diète, les boissons
acidules gommeuses, des sangsues à l'épigastre et à l'anus ,
des lavements émollients et des cataplasmes sur l'abdomen.

Malgré ce traitement rationnel, une céphalalgie sus orbitaire
intense, un peu de stupeur et de désordre dans les idées se
manifestent bientôt, le pouls continue à présenter un caractère
suspect, bien qu'il présente une certaine force ; (mêmes moyens,
moins les sangsues, applications de deux épithèmes vésicants
aux jambes).

Le 15, le gargouillement iliaque devient évident, et le ballonnement commence à se dessiner, constipation , langue moins
rouge et moins saburrale, les nausées ont cessé ; (limonade
magnésienne, mêmes boissons, lavement de camomille légèrement chloruré).

Même état ou à peu près jusqu'au 20.

Le 21, stupeur plus grande, fuligo des gencives, langue sèche,
prostration très-grande, aggravation des autres symptômes typhoïdes, pouls fréquent dépressible, chaleur sèche à la peau;
(limonade, lavement chloruré, puis cinquante centigrammes de

sulfate de quinine en lavement dans 60 grammes de solution de gomme, quelques cuillerées de bouillon).

Cette médication est continuée jusqu'au 30; mais alors les lavements quininés ne sont plus gardés à cause de la fréquence des selles ; je les remplace par des frictions sous les aiselles et aux aines, avec une pommade fortement quininée.

Du 30 au 17 mai suivant, le sulfate de quinine est continué par ce dernier procédé, la fièvre ne cesse pas, mais tous les symptômes typhoïdes disparaissent successivement, le pouls perd son caractère de dépression, les redoublements sont moins violents, ainsi que les paroxismes, les rémissions plus longues et accompagnées de sueur halitueuse, mais la langue est encore sèche et rouge; (cessation des frictions quininées, petit lait pour boisson, deux prises de lait d'anesse dans la journée).

Le 24 mai, guérison complète, convalescence.

Troisième observation.   D'est**, quinze ans environ, tempérament lymphatico-nerveux, entre à l'infirmerie le 25 octobre 1856, offrant à peu près les mêmes symptômes du côté des voies digestives que le précédent ; je les combats également par la diète et les délayants.

Le 28, la fièvre devient plus intense, et la susceptibilité gastrique augmente, mais l'état du pouls et le tempérament du sujet n'autorisent pas des émissions sanguines même locales ; (même traitement).

Le 29, gargouillement prononcé et cortège ordinaire des symptômes typhoïdes, c'est-à-dire stupeur, subdelirium etc. etc.

Le 30, emploi du quinquina en frictions et du sulfate de quinine en lavement, l'état de l'estomac ne permettant pas de le donner par la bouche.

Du 1er au 8 décembre, cette médication est continuée sans interruption, les lavements quininés sont bien gardés, parce qu'on a soin de nettoyer l'intestin avant de les faire passer, les phénomènes typhoïdes cédent progressivement, les forces du malade sont soutenues par du bouillon et des crèmes très-légères.

Le 9, convalescence, mais rechute par le fait d'une imprudence; ce qui m'oblige à reprendre la médication quinique jusqu'au 18, époque où la guérison est solide et définitive.

A*** quatorze à quinze ans environ, tempérament nerveux Quatrième observation.
sanguin, natif de Smyrne, et récemment arrivé à Marseille,
avait déjà séjourné à l'infirmerie pour une colique nerveuse
que je guéris par le sulfate de quinine associé aux antispasmodiques (28 octobre 1856); il rentre le 14 mai suivant, accusant
une douleur très-vive à la région précordiale, dont ni l'auscultation, ni la percussion du thorax ne peuvent rendre compte, et
qui cède en grande partie à une application de sangsues ; le 15
la fièvre s'établit avec coïncidence de phénomènes gastriques
prononcés.

Le 16, stupeur, fuligo déjà manifeste aux gencives, réponses
lentes, subdelirium, oppression thoracique, gargouillement iliaque, ballonnement très-prononcé, pouls fréquent, inégal, facile à
écraser, nausées, vomissements bilieux, porracés (limonade édulc.
avec le sirop de quina, cinquante centigrammes de sulfate de
quinine en lavement, cataplasme sur l'abdomen. frictions avec
la teinture de quinquina sur le ventre et sur les cuisses, deux
mouches de Milan aux jambes.

Le 17, même état, la douleur précordiale semble se raviver ;
épistaxis (même prescription, vésicatoire à la région du cœur).

Le 18, même état, l'oppression a augmenté, une consultation
est demandée par le correspondant de l'enfant ; le diagnostic
ne laisse aucun doute, mais l'un des consultants après avoir
ausculté le sujet, croit à une hépatisation des deux poumons
dans leur région postérieure ; la faiblesse extrême du malade
s'oppose absolument à ce que je vérifie ce fait qui me paraît
extraordinaire, vu que je n'avais pas manqué d'ausculter moi-
même ce jour-là et les précédents. (Même prescription, c'est-
à-dire continuation du traitement général, potion à donner par
cuillerées sur la foi du confrère en question avec quinze centigrammes de kermés minéral, épithèmes vésicants à la partie
supérieure et antérieure du thorax à gauche).

Le lendemain matin 19, moins de stupeur, oppression moins
forte, langue plus humide, pouls plus satisfaisant, selles copieuses survenues naturellement, ventre souple ; je peux ausculter le malade en arrière des deux côtés ; je cesse sur le
champ l'emploi de la potion kermétisée dont la moitié reste

encore et que je juge inutile ; (même prescription, c'est-à-dire limonade au quina, sulfate de quinine en lavement, frictions avec la teinture de quina).

Le 22, toute idée de complication pulmonaire doit être définitivement repoussée, amélioration encore plus marquée que la veille, plus d'oppression, respiration normale partout, redoublements moins marqués, moiteur à la peau, ventre souple, intelligence nette, pouls fréquent, mais ayant un bon caractère, selles liquides et argileuses. Une double pneumonie au deuxième degré se serait-elle terminée aussi vite par la résolution ?

Convalescence complète à la fin du second septenaire, pendant sa durée qui fut assez longue, la persistance d'un peu d'irritation bronchique donna sur l'état de la poitrine chez cet enfant de nouvelles inquiétudes que je ne partageais pas et qu'une autre consultation à laquelle fut appelé mon collègue M. le professeur Girard fit cesser définitivement.

Cinquième observation. B..., élève du lycée, seize ans, tempérament très-nerveux, entre à l'infirmerie le 27 octobre 1857, il est indisposé depuis deux ou trois jours, il n'a plus d'appetit, sa langue est rouge et piquetée, il a des nausées, de la céphalalgie, un facies rassurant : pas de fièvre, constipation ; (diète, limonade gommeuse, lavements avec soixante grammes de sulfate de soude).

Le 28, céphalalgie plus vive, un peu de météorisme, un peu de stupeur, augmentation du mouvement fébrile, pouls fréquent fort en apparence, mais au fond dépressible ; (même traitement, moins le lavement purgatif, cataplasme sur l'abdomen).

Le 29, même état, même prescription.

Le 30 et le 31, les phénomènes gastriques s'appaisent, mais l'état général se dessine mieux, il est évident que je n'ai pas eu affaire à une simple gastro entérite.

Le 1er novembre, langue moins rouge, mais fuligo marqué et nacré des gencives, mouvements spasmodiques des muscles de la face, bredouillement, réponses lentes, stupeur plus marquée, gargouillement iliaque, diarrhée, même état du pouls ; (diète, limonade, cinquante centigrammes de sulfate de quinine en lavement).

Le 2 novembre, le lavement a été bien gardé, moins de stupeur, moiteur à la peau, paroxisme moins violent le soir, une
consultation a lieu avec le médecin de la famille qui constate les
bons effets de la médication et n'y change rien.

Le 3, l'amélioration continue.

Le 4, id, le météorisme a tout-à-fait cessé et l'intelligence est
tout-à-fait libre.

Le 5, cessation absolue de tous les symptômes typhoïdes, et
entrée en convalescence à la fin du 2e septenaire.

Les cinq cas qui viennent d'être décrits, sont surtout remarquables par l'absence absolue des symptômes bilieux qui a
motivé l'éloignement des évacuants, et par leur forme essentiellement gastrique. Celui qui suit observé sur un adulte dans
le même établissement, a eu des caractères un peu différents
comme on va le voir.

M. M***, maître d'études, âgé de 28 ans, de tempérament
nervoso-bilieux, entre à l'infirmerie le 16 octobre 1857, atteint
de courbature. Je lui prescris de l'infusion de coquelicot et le
séjour au lit afin d'obtenir des sueurs.

Fièvre bilieuse typhoïde.

Jusqu'au 19, rien de nouveau le malade a bien transpiré, mais
son *facies* n'est pas bon, son haleine se fait sentir à distance, il
est sous le coup d'un sentiment de crainte et presque de terreur qu'il ne peut s'expliquer. (Limonade cuite, lavement émollient.)

Le 20, stupeur, forte céphalalgie susorbitaire et temporale,
langue sale, nausées, gargouillement dans le flanc droit, alternatives de rémission et de redoublement, pouls lent, inégal, dépressible, paroxisme marqué le soir. (Limonade édulc. avec le
sirop de quina, 80 centigr. d'ipéca.)

Le 21, diaphorèse, vomissements bilieux abondants par l'ipéca.
selles liquides consécutives, ventre très-dégagé, pouls plus satisfaisant. (Limonade édulc. avec le sirop de quina.)

Le 22 et le 23, même état.

Le 24, épistaxis, redoublement très-fort le soir. (50 centigrammes de sulfate de quinine en lavement, décoction de quina
pour boisson.)

Le 26, amélioration, même traitement.

Le 27, rien de nouveau.

Le 28 et le 29, disparition du gargouillement et du météoris-me., plus de stupeur, pouls développé, peau moite, la langue commence à se nettoyer et sa mauvaise odeur à disparaître, (Même traitement.)

. Le 30, convalescence.

Pomerana Baptistine, âgée de 27 ans, femme de peine, pié-montaise, tempérament lymphatico-nerveux, bien réglée, entre à l'Hôtel-Dieu le 6 juin 1857, et s'alite au n° 102 de la salle Ste-Elisabeth ; à son arrivée elle est dans le délire et ne peut fournir aucun renseignement sur son état. Je ne la vois que le lendemain matin, elle présentait les symptômes suivants :

Délire, langue fuligineuse, érysipèle intense de la face, ha-leine infecte, nausées et vomituritions, abdomen ballonné, gar-gouillement iliaque très-fort, pouls fréquent large en apparence mais inégal et foncièrement dépressible, peau sèche et brûlante, constipation. (Diète, limonade gommeuse, eau de sedlitz, coton cardé sur l'érysipèle,)

Le 8, même état, mais délire moins violent et agitation moin-dre, l'érysipèle s'est maintenu sans s'étendre, il offre à sa sur-face de larges phlyctènes, moins de météorisme, évacuations copieuses par le purgatif.(Limonade édulc. avec le sirop de quina, frictions sur l'abdomen et sur les cuisses avec la teinture de quinquina, cataplasme émollient sur l'abdomen.)

Le 9, même état, le pouls est moins inégal et moins dépres-sible, paroxisme violent le soir, (vésicatoires aux jambes, même prescription.)

Le 10, les phlyctènes de l'érysipèle se sont ouvertes et cet exanthème entre dans sa dernière période, persistance du dé-lire, mais facies plus rassurant, langue plus humide, moiteur à la peau, même état du pouls, selles liquides argileuses, pa-roxisme moins violent. (Même prescription, plus 20 centigram-mes de sulfate de quinine à prendre le matin.)

Les 11 et jours suivants, la desquammation de l'érysipèle s'a-chève, mais la maladie générale qui le tenait sous sa dépen-

dance continue sa marche sans aggravation ; le même traitement est continué sans interruption, on soutient la malade avec
du bouillon, le délire ne cesse complètement que le 18. Les
jours suivants tous les autres symptômes typhoïdes disparaissent et la malade est parfaitement rétablie le 12 juillet.

Par un hasard singulier cette femme avait été précédée dans
le même lit, le 28 avril, par la nommée Bercieu Elizabeth, âgée
de 19 ans, également atteinte de fièvre typhoïde avec délire et
érysipèle intense de la face, ayant gagné d'une part le cou et de
l'autre le cuir chevelu.

Sans rapporter ici en détail cette observation qui embrasse
un traitement de trente-deux jours, je dirai sommairement que
les symptômes typhoïdes les plus graves existaient chez cette
femme. L'état du pouls le permettant, je débutai par une application de sangsues à l'épigastre qui me parut indiquée, et
par des vésicatoires aux jambes. L'ayant ensuite fortement
évacuée, je la mis à l'usage du sulfate de quinine, qui eut des
résultats promptement favorables, l'érysipèle céda mais comme
dans le cas précédent la maladie principale poursuivit sa marche et arriva à une solution heureuse vers la fin du 4e septenaire, malgré un engouement pulmonaire du côté droit qui était
venu la compliquer de nouveau et qui fut combattu par des
vésicatoires ; je n'ai rapporté les deux cas qui précèdent que
pour prouver que l'existence d'érysipèles graves ne m'a pas
empêché de traiter l'intoxication septique ou la maladie générale et que le succès a justifié ma médication.

Je pourrais d'un autre côté consigner ici au moins quatre-vingts
cas de guérisons de fièvre typhoïde grave obtenues par le sulfate
de quinine, soit à Marseille, soit dans les environs, mais je l'ai
déjà dit, outre la réserve que m'impose ma position de médecin
civil, j'estime que sous le rapport de l'authenticité ces observations n'auraient jamais la valeur de celles que je viens d'ex-
traire des cahiers de visite de deux établissements publics.

Il me reste à dire, toutefois, afin d'achever de démontrer la
spécificité du quinquina et du sulfate de quinine contre les affections dues aux miasmes septiques :

1° Que j'ai guéri des cas de typhus bien caractérisés par le même traitement et que mon confrère et ami M, Campmas, médecin principal des armées, en ayant fait l'essai dans l'hôpital qu'il dirigeait à Marseille pendant la guerre de Crimée sur deux matelots très-gravement atteints que je lui avais confiés moi-même, les a guéris tous les deux;

2° Que dans un cas de pustule maligne méconnue au début, et dans lequel il y avait eu déjà résorption du virus septique, j'ai combattu et guéri rapidement cette fièvre typhoïde consécutive par le quinquina et le sulfate de quinine. M. le docteur Ducros, à qui je fis voir ce malade pour alléger ma responsabilité, pourrait affirmer que son pouls était déjà misérable, qu'il tombait en syncope à tout moment et que nous avions lieu de le croire perdu.

3° Enfin, que presque tous les malades que j'ai traités en 1839 de la fièvre jaune aux Antilles, et chez lesquels j'associai le sulfate de quinine aux saignées, guérirent; tandis que mes résultats furent moins satisfaisants, lorsque sacrifiant sous l'influence de médecins Broussaisiens, au fantôme de la gastrite, je crus devoir restreindre la médication quinique à certains cas déterminés.

Cas de fièvre jaune guéri par le sulfate de quinine. Parmi plus de trente de ces observations que j'ai conservées, j'en rappelerai une seule ici, parce que la personne qui en fait le sujet, est pleine de vie, que je ne l'ai pas perdue de vue et qu'elle occupe une haute position médicale.

En avril 1839, il n'y avait plus sur la rade du Fort-Royal (Martinique), d'autre médecin de la marine en état de faire le service que moi; tous les autres étaient morts de la fièvre jaune, ou en étaient gravement atteints, et j'étais chargé tout seul du service de santé de sept navires de guerre, à bord desquels se trouvaient de nombreux malades, qu'on était forcé d'y garder, parce qu'il n'y avait plus un seul lit disponible à l'hôpital.

Le 2 avril, à deux heures du soir, on vient donc m'appeler pour un de mes confrères qui était indisposé depuis plusieurs jours, et chez lequel la fièvre jaune venait décidément de faire invasion : ce confrère était M. D..... aujourd'hui médecin en chef de la marine impériale, et professeur des plus distingués ; je le trouvai dans l'état suivant :

Stupeur, céphalalgie sus orbitaire atroce, face vultueuse, conjonctives rouges, langue blanche au centre, rouge sur les bords et à la pointe, nausées, soif vive, battements très-forts du tronc cœliaque, peau aride et brulante, pouls très-fréquent, serré, mais résistant, constipation, abdomen tendu, mais non météorisé, pas de douleur à la pression ; (diète, légère infusion de thé, saignée du pied de deux cent quarante grammes environ, ventouses scarifiées à la nuque, tranches de citron sur la tête, lavement purgatif).

3, huit heures du matin, céphalalgie moins intense, un peu de moiteur à la peau, même état du reste, une selle infecte et copieuse par le lavement ; (infusion de mélisse édulc. avec addition de six gouttes d'ammoniaque liquide par tasse, on en donne trois dans la matinée).

Même jour, trois heures, paroxisme intense, la peau est toujours sèche, pouls plein et fréquent, langue aride, pas d'autres selles, le facies est très-altéré, je constate des mouvements spasmodiques dans les muscles des lèvres et des joues, que j'ai appris à redouter pendant mon séjour au Méxique, suppression d'urine ; (vingt sangsues aux jugulaires, saignée du bras de cent vingt grammes, potion à prendre par cuillerées avec eau de mélisse, cent cinquante grammes, camphre quarante centigrammes, nitrate de potasse un gramme et demi.)

Le 4 avril, céphalalgie moins forte, sueur assez marquée, pouls moins fréquent offrant plus de souplesse, il y a eu plusieurs évacuations caractéristiques, l'état nerveux est moins prononcé, les urines ont un peu coulé ; (potion avec un gramme de sulfate de quinine à prendre par cuillerées, toutes les demi-heures, lavement avec un gramme du même rémède, vésicatoire aux jambes.)

Sous l'influence de cette médication que je continue sans interruption, les symptômes continuent à s'amender, et la guérison ne tarde pas à avoir lieu.

Si j'avais employé plutôt le sulfate de quinine, il est incontestable que j'aurais observé plus vite le mouvement de détente que les saignées avaient préparé et qui ne se décida complètement qu'avec le secours du remède héroïque, sans lequel le sujet aurait péri probablement avec le vomito.

Accidents typhoïdes
chez un phthisique,
observation
recueillie
par M. Maurin.

Brun Martin, journalier, est entré à l'Hôtel-Dieu, le 20 mars 1857, il s'est alité au n° 36 de la salle St-Joseph et M. le professeur Girard, alors de service, a reconnu chez lui des tubercules suppurés à gauche et de l'emphysème à droite.

Un traitement rationnel lui a été imposé et jusqu'au 5 avril aucun incident n'a appelé sur lui l'attention. Ce jour-là M. le professeur Bertulus qui est entré en fonctions depuis quelques jours, constate des frissons, un état saburral très-caractérisé, des nausées, des vomituritions, de la diarrhée qui n'existait pas auparavant, des douleurs vagues dans les membres, de la céphalalgie sus orbitaire, enfin, un gargouillement prononcé dans la fosse iliaque droite.

Nettoyer le tube digestif à l'aide de l'eau de Sedlitz et mettre Brun à l'usage des préparations du quinquina, telles furent les modifications apportées à son traitement, et vers le 13, c'est-à-dire à la fin du 1er septenaire, les symptômes typhoïdes avaient cédé et la maladie chronique antérieure restait seule à combattre.

Mais dans la nuit du 13, Brun fut pris brusquement d'un accès de dyspnée et le 14 il fut trouvé mort dans son lit avant l'heure de la visite.

Nécropsie. — Le poumon gauche est presque complètement détruit, et ce qu'il en reste est converti en un véritable putrilage. Le poumon droit présente dans ses deux tiers inférieurs une hépatisation rouge parfaitement caractérisée.

Le cœur est à l'état normal, il n'y a ni épaississement, ni ossification des valvules.

L'œsophage a une consistance fibro-cartilagineuse. Ses membranes sont épaissies et ramollies et le commencement des intestins grêles n'offre rien de particulier, mais la partie inférieure de l'iléon présente des traces d'inflammation manifestes. La muqueuse est rouge et injectée et cet état se continue dans le gros intestin. *Les plaques de Peyer ne sont proéminentes nulle part.* ·

La mort chez cet homme a dû être produite nécessairement par la pneumonie qui s'est développée brusquement à droite, et qui n'a pu être diagnostiquée parce que l'asphyxie a dû en être le résultat immédiat. Le poumon gauche étant complètement détruit ou à peu près par la suppuration, la vie a cessé presque instantanément dès que le poumon droit a été engoué.

Quant aux symptômes de fièvre typhoïde présentés par le sujet, 5 ou 6 jours avant sa mort, ils ne peuvent être raisonnablement attribués qu'à la résorption et au passage dans le torrent circulatoire des matières putrides résultant de la fonte du poumon gauche.

Les bornes de *ce travail* ne me permettent pas de citer ici un plus grand nombre d'observations de fièvre typhoïde recueillies à l'Hôtel-Dieu. Qu'il me suffise de dire en terminant cet article que je pourrais rapporter plus de 50 cas dans lesquels cette maladie, c'est-à-dire l'intoxication septique, a été enrayée par la médication quinique à la fin du 2e septenaire ou au milieu du troisième.

FIÈVRES BILIEUSES.

Cinq cas de fièvre bilieuse proprement dite, se sont montrés dans les salles cliniques pendant la canicule, et m'ont rappelé ceux que j'avais observés antérieurement dans le midi de l'Espagne ; ces cinq cas, dont deux étaient très-graves et compliqués d'accidents typhoïdes, ont guéri.

On ne trouvera pas déplacé que je fasse ressortir ici, en peu de mots, le diagnostic différentiel de la fièvre bilieuse et de la fièvre jaune que des médecins s'obstinent

Diagnostic différentiel de la fièvre bilieuse et du typhus d'Amérique.

à regarder comme des maladies identiques, par des motifs que je n'ai pas besoin de rappeler.

La fièvre jaune est due à l'action combinée de la chaleur et des miasmes septiques intertropicaux ; la fièvre bilieuse a pour seules causes la chaleur, la surabondance de la bile, et sans doute son acreté.

L'ictère, dans la fièvre jaune, est du à une véritable hémorrhagie des capillaires cutanés, dans la fièvre bilieuse il résulte directement de l'extravasation de la bile, de plus, dans cette dernière affection ce symptôme se montre dès le début, tandis qu'on ne l'observe dans la fièvre jaune que du troisième au septième jour, quelquefois même peu d'instants avant la terminaison funeste, si bien, qu'on pourrait alors le considérer à la rigueur comme un véritable effet cadavérique (c'est ce que j'ai constaté *de visu* plusieurs fois.)

Dans la fièvre bilieuse, les déjections sont toujours composées soit de mucosités, soit de bile jaune, verte ou porracée ; tandis que les déjections pathognomoniques de la fièvre jaune sont noires, semblables à de la suie délayée ou à du marc de café, et dues évidemment à une hémorrhagie de la membrane muqueuse digestive. Dans les deux premières périodes de la fièvre jaune, les urines coulent en général avec facilité, elles sont claires et ne déposent aucun sédiment, dans la fièvre bilieuse, elles sont, dès le début, épaisses, briquetées ou safranées.

En outre, la lésion du sang si caractérisée dès le début de la fièvre jaune, n'existe pas dans la fièvre bilieuse, etc.

FIÈVRES RÉMITTENTES ET INTERMITTENTES.

Nous avons eu 7 cas de fièvre remittente simple, et 29 cas de fièvre intermittente, répartis ainsi qu'il suit : fièvres quotidiennes 16, idem tierces 11, idem quartes 2; ces fièvres étaient pour la plupart compliquées d'état bilieux; le sulfate de quinine et les évacuants en ont donné promptement raison.

Chez quelques malades qui provenaient de divers points de l'Algérie, qui y avaient abusé du sulfate de quinine et qui offraient un état prononcé de cachexie paludéenne, un régime à la fois délayant et analeptique, l'usage des ferrugineux associés au quinquina, des bains tièdes, ont promptement ramené l'économie dans ses conditions normales et arrêté les accès.

AFFECTIONS DES ORGANES CIRCULATOIRES

ET

ALTÉRATIONS DU SANG.

Ces maladies qui ont été peu nombreuses, sont réparties ainsi qu'il suit : scorbut 2, anémie et chlorose 21, cardite 1, hypertrophie du cœur et anasarque 1, palpitations nerveuses 3.

Lantéri, agé de vingt-neuf ans, tempérament sanguin très-prononcé, forte constitution, né dans une petite ville des États Sardes, travaille dans la banlieue de Marseille comme terrassier; il n'a jamais été malade, et son genre de vie est très-régulier, il n'est adonné ni aux boissons alcooliques, ni aux

Observation de cardite partielle aigüe, recueillie par M. Maurin, élève externe.

excès vénériens, pourtant il devient tout-à-coup indisposé, ne peut plus soutenir les fatigues de son métier, et entre à l'Hôtel-Dieu, le 21 avril 1857 (salle S. Joseph); à son arrivée il présente les symptômes suivants :

Décubitus sur le côté droit, rougeur de la face, dypsnée, douleur à la région précordiale, pas assez forte, cependant, pour produire une grande anxiété, pouls dur et fréquent, battements du cœur forts et durs, mais non isochrones à ceux du pouls, pas de matité à la région du cœur, pas de bruit de souffle ou de rape à l'auscultation. seulement le second temps semble un peu entravé. D'autre part, l'auscultation fait aussi apprécier que les fonctions des deux poumons sont à l'état normal, il n'existe pas de bruit de souffle aux carotides, rien de particulier non plus du côté des organes digestifs.

Que penser de cette maladie, de date d'ailleurs toute récente, l'état du facies, l'absence d'œdème, la dyspnée, en somme, assez modérée, le caractère des battements cardiaques ne permettent pas de croire à une hypertrophie.

L'absence des bruits de rape de souffle et aux divers temps oblige à repousser l'idée d'une endocardite, bien que l'on sache, toutefois, quelle peut exister sans ces symptômes.

Ce n'est pas davantage un état de chloro-anémie, une affection nerveuse du cœur, dont les signes rationnels manquent et dont le tempérament du malade exclut toute idée.

Prenant donc en considération cette gène, cette hésitation qui existent au second temps, spécialement le défaut d'isochronisme qui est très-prononcé, et se souvenant, d'ailleurs, que *Bouillaud*, *Laënnec* et *Corvisart* font dépendre ce signe du rétrécissement de l'orifice aortique, tandis que *Home* le donne comme le symptôme principal de la cardite, le professeur de clinique croit devoir diagnostiquer cette dernière affection probablement limitée au pourtour de l'orifice en question (1).

Si ce dernier point est contestable, ne peut être démontré

(1) J'estime que le défaut d'isochronisme entre le cœur et le pouls, lorsqu'il n'existe pas d'obstacle à la circulation dans le système artériel lui-même, est le symptôme pathognomonique de l'insuffisance aortique quelque soient sa nature et sa cause.

dans des affections aussi obscures, et peut n'être considéré que comme une supposition probable, il n'en est pas de même du premier, c'est-à-dire de l'existence d'une inflammation du tissu du cœur chez le sujet, puisque le sang fourni par une saignée qui lui fut pratiquée et qu'accompagnèrent des applications de sang-sues à l'anus et à la région précordiale présenta une couenne inflammatoire très-caractérisée.

Ainsi attaquée dès son début par les antiphlogistiques directs et indirects, (vésicatoire et tartre stibié en potion rasorienne) la maladie ne tarda pas à céder, quelques doses d'extrait de datura stramonium achevèrent d'éteindre la douleur, qui tendait à se perpétuer, et le sujet sortit de l'Hôtel-Dieu le 10 mai, complètement guéri.

AFFECTIONS DES ORGANES DE LA RESPIRATION.

83 cas d'affections diverses des organes de la respiration ont été observés dans la clinique, pendant le semestre; ils sont repartis ainsi qu'il suit; laryngites aiguës 4, idem chroniques 8, pneumonies aiguës 15, idem chroniques 2, phthisie pulmonaire 44 (30 hommes et 14 femmes), emphysème pulmonaire 4, pleurésie aiguë 1, idem chroniques 5: total 83.

Le caractère des pneumonies a été en général très-insidieux; la douleur et les crachats caractéristiques ont souvent manqué et les signes sthétoscopiques joints à la dyspnée pouvaient seuls éclairer le diagnostic; les symptômes bilieux ont aussi compliqué souvent la phlegmasie du parenchyme pulmonaire. Chez un jeune matelot anglais, la *saignée pratiquée au début d'une pneumonie, décida l'éruption de la variole et dès ce moment tout symptôme du côté de la poitrine disparut complètement.*

Caractère
des pneumonies.

J'ai obtenu d'excellents effets contre les affections tuberculeuses, du protoiodure de fer administré en sirop d'après la formule de Dupasquier de Lyon ; voici deux belles observations qui le prouvent sans réplique, et sur lesquelles j'appelle l'attention des praticiens.

—

Deux cas de phthisie pulmonaire au premier degré guérie par le protoiodure de fer. Casimati, cinquante-cinq ans, homme de peine, né en Grèce d'un père tuberculeux, constitution délicate et usée, porte des tubercules crus dans les poumons et a déjà craché du sang à diverses reprises. L'auscultation laisse apprécier chez lui des rales humides et de l'obscurité à gauche, une matité absolue et le retentissement de la voix dans le tiers supérieur droit, il tousse beaucoup, ses crachats sont muqueux et verdâtres, des sueurs nocturnes le fatiguent considérablement et il a de la fièvre tous les soirs ; ses digestions sont dérangées, enfin il présente dans le flanc droit une tumeur plus grosse que le poing, dure bosselée, circonscrite et que par induction je suppose de nature tuberculeuse.

Après deux mois de séjour dans la salle St-Joseph (lit n° 30) et sous l'influence du protoiodure de fer associé au quinquina et d'un régime approprié, Casimati a quitté l'Hôtel-Dieu, sur sa demande expresse, dans l'état suivant :

Embonpoint général, disparition absolue de la tumeur abdominale, plus de toux ni d'expectoration, plus de retentissement de la voix et retour de la respiration à droite où il ne reste plus qu'une obscurité à peine appréciable, respiration tout-à-fait normale à gauche, plus de fièvre, ni de sueur nocturne, etc.

Aurons-nous obtenu chez ce sujet un résultat complet radical ? Le cas suivant ne permet guère d'en douter.

Deuxième cas. Charles B..., âgé de 20 ans, maçon, demeurant au village de St-Antoine près Marseille, né d'une mère qui a succombé de bonne heure à la phthisie pulmonaire, a craché du sang abondamment à diverses reprises, il est de très-grande taille, extrêmement maigre *et se croit atteint simplement d'un rhume négligé parce qu'il tousse beaucoup.* Il a du reste de la fièvre, tous les soirs des sueurs nocturnes fatigantes, et son appétit est complètement perdu. Ses crachats sont muqueux, jaunâtres.

L'ayant ausculté avec beaucoup d'attention, je constate l'existence de tubercules à l'état de crudité dans le tiers supérieur du poumon gauche et beaucoup d'obscurité à droite vers le sommet. En conséquence, je lui applique deux cautères en avant et en arrière, au centre de la région tuberculisée et je lui prescris le sirop de protoiodure de fer, la gelée de lichen et de quina, un régime analeptique, l'usage de la flanelle sur la peau, etc.

Peu de temps après avoir recouru à mes soins, B... est appelé par la conscription. *Trois médecins militaires l'auscultent, le réforment comme phthisique et lui délivrent par écrit l'attestation de ce fait.*

Cependant sous l'influence du traitement que je lui ai imposé, l'état de B... s'améliore progressivement, le poumon affecté redevient perméable à l'air, et dix-huit mois après il n'y reste aucune trace de tubercules; je fais continuer l'emploi du protoiodure de fer encore quelque temps, mais je ferme les deux cautères que je remplace par un vésicatoire au bras, le sujet cesse de l'entretenir à la fin de l'hiver.

Depuis sept ans cette guérison ne s'est pas démentie, et je la crois radicale, B.... s'est marié et présente tous les signes d'une santé florissante. L'été dernier je l'ai fait venir à l'Hôtel-Dieu de Marseille, où après avoir exhibé le certificat de phthisie délivré par le conseil de révision, il s'est laissé ausculter patiemment par nos élèves qui ont pu ainsi acquérir la preuve que la phthisie pulmonaire dans quelque cas trop rares sans doute est susceptible de guérison.

———

Je pourrais encore citer ici trois cas de phthisie au premier degré, non pas guéris, mais enrayés par le protoiodure de fer; les sujets dont il s'agit ont repris tous les signes de la meilleure santé, ils n'ont plus eu d'hémoptysie, je leur fais continuer l'usage du remède à doses un peu plus éloignées et moins fortes, et j'espère, les faire vi-

vre ainsi longtemps, le berçant de l'espoir d'une guérison, sur laquelle je n'ose pas compter.

———

AFFECTIONS DES ORGANES ABDOMINAUX ([1]).

La répartition des affections abdominales pendant le
semestre a donné 144 cas divisés ainsi qu'il suit : embarras gastriques 41, gastrites aiguës 15, gastralgies 6,
dyssenteries aiguës et chroniques 31, choléras sporadi-
ques 4, coliques saturnines 16, idem de cuivre 1, angi-
nes 3, hématemèses 2, vomissement nerveux incœrcible
(terminé par l'avortement à 5 mois) 1, métrites 4, métro-
péritonites 6, péritonite aigue 1, cystite 1, hématurie 1,
cancer de l'utèrus 5, id. de l'estomac 1, ascites 2, ileus
1. tœnia 1, métrorrhagie 1, total 144.

Embarras gastrique. · Les embarras gastriques ont été en général très-in-
tenses et très-opiniâtres et beaucoup d'entre eux auraient
dégénéré en fièvres de divers caractères malgré l'emploi énergique des évacuants si je n'avais eu recours au
quinquina (vin ou sirop), l'érysipèle de la face les a compliqués douze fois.

Gastrites. Les gastrites n'ont été ni nombreuses, ni intenses, aucune d'elle n'a nécessité la saignée générale ; la diète, les
applications de sangsues et de ventouses scarifiées et les
boissons acidules gommeuses ont suffi pour les enrayer.

Dyssenteries aigües et chroniques. Les dyssenteries observées n'ont pas été aussi d'une

(1) Je crois devoir faire remarquer que je n'ai pu dans ce
travail me conformer à un ordre nosologique rigoureux ; je
prie donc mes lecteurs de ne pas s'étonner s'ils trouvent ici
les névroses à côté des phlégmasies, etc.

grande intensité, elles ont cédé en général aux anti-phlo-gistiques et à l'emploi de l'opium. Les différences bien grandes qui existent entre la dyssenterie de nos contrées et celle que j'ai observée tant de fois aux Colonies et dans le nord de l'Afrique, ont été de nouveau saillantes à mes yeux, je les ferai apprécier dans le prochain compte-rendu.

Choléras.

L'ipéca. associé au calomel et à l'extrait de thébaïque d'après la formule du docteur Segond de Cayenne, m'a donné raison de plusieurs cas de dyssenterie chronique; d'autres ont été vaincus par le sous nitrate de bismuth.

Les quatre cas de choléra sporadique ont été carac-térisés par des vomissements verdâtres et porracés et des selles de même nature; mais à part ce symp-tôme, ils rappelaient parfaitement le choléra asiatique. L'un de ces cas fort grave et qui s'est transformé après la réaction en véritable fièvre bilieuse à caractère typhoïde, avait offert auparavant une cyanose pro-noncée des paupières et des doigts. Les évacuants et le quinquina amenèrent une issue heureuse vers le 4e septenaire.

Effets remarquables de l'acétate d'ammoniaque.

Qu'il me soit permis de dire ici en passant que vers la fin de l'épidémie cholérique de 1854, j'ai obtenu trois guérisons rapides et inespérées de choléra algide avec cyanose par l'emploi de l'acétate d'ammoniaque admi-nistré en potion à la dose de 20 à 32 grammes, sans préjudice des moyens adjuvants. Un de ces malades, élève du Lycée impérial, était considéré comme perdu sans ressource; les deux autres étaient deux vieilles femmes âgées de plus de 60 ans, qui demeuraient ensemble rue des Petits-Pères. Chez tous les trois la réaction suivit de près l'administration de l'acétate d'ammoniaque, elle fut douce et exempte d'orages. Je ne souhaite pas que de nouvelles épidémies me permettent d'essayer encore ce traitement, mais le cas échéant je n'y manquerais certes pas.

—

Un cas de diathèse alcoolique survenu dans mon service, s'est terminé par l'apoplexie cérébrale, seize heures après l'ingestion d'un litre d'eau de vie, les renseignements fournis sur cet homme et qui ont servi de texte à une leçon sur l'alcoolisme, maladie assez rare dans le midi de la France, n'ont donc pu être fournis que par les personnes qui vivaient avec lui.

Ayant été à même d'observer des cas nombreux de ce genre en basse Bretagne, aux Colonies et sur les vaisseaux de l'état, j'ai constaté que l'alcoolisme présente deux périodes distinctes dont j'ai pu suivre les phases en détail chez deux officiers de marine, mes camarades, qui abusaient malheureusement des liqueurs fortes et dont l'un a péri d'apoplexie et l'autre (m'assure-t-on) de combustion spontanée.

Premiere période. — Signes généraux d'une santé en apparence vigoureuse, coloration habituelle du visage, pouls ordinairement à 80 pulsations, haleine exhalant une odeur de fruit, (de pomme par exemple), lorsque le sujet abuse de l'eau-de-vie proprement dite et non pas de l'absinthe ou de l'anisette, activité physique et morale prononcée, mais dyspnée fréquente ou habituelle, pyrosis après les repas, disposition marquée au rhumatisme, aux névralgies, aux palpitations, à la gravelle urique, peu de résistance contre les causes morbides, surtout contre l'influence miasmatique et paludéenne.

Deuxième période ou cachexie alcoolique. — Teint jaune paille ou coupe rosé, émaciation, œdème des extrémités, haleine repoussante, alopécie, canitie, anorexie, imbécillité ou folie, lésions graves du foie, des voies urinaires, de l'estomac, mort dans le marasme. La physionomie générale de ces malades rappelle beaucoup celle des mangeurs d'opium, chinois et musulmans

—

Les seize cas de colique saturnine observés dans mon service, provenaient des usines à plomb des environs de Marseille. Chez la plupart de ces ouvriers la maladie était déjà ancienne et s'était déclarée en récidive. Les symptômes de l'intoxication plombique que je ne rappelerai pas ici et qui ont été si bien étudiés par Tanquerel des planches étaient au grand complet. Presque tous les malades offraient le souffle carotidien que j'attribue à l'appauvrissement du sang, appauvrissement qui résulte lui-même de la dépravation des fonctions digestives et en particulier de la nutrition. Dans l'intoxication saturnine l'anémie est évidemment concomitante et symptômatique comme dans les diathèses, tuberculeuse, cancéreuse, syphilitique, etc., etc., dans le cours desquelles le bruit de souffle se présente fréquemment.

Appelé jadis très-souvent dans les usines à plomb pour le service de l'hygiène publique, et considérant d'abord l'insigne malpropreté des ouvriers qui le plus souvent prennent leurs repas sans avoir soin de faire les ablutions indispensables; ensuite la nocuité manifestement plus grande des poussières, que des vapeurs saturnines, j'estime : *que l'intoxication s'opère surtout par les voies digestives. Les poussières introduites dans le pharynx par la bouche et par le nez, s'humectent au contact de la salive et des mucosités, arrivent dans l'œsophage et l'estomac par une sorte de déglutition insensible ou sont entraînées par les aliments pendant les repas.*

Voilà sans doute pourquoi les premiers symptômes de l'intoxication se manifestent, du côté des voies digestives. Après l'absorption intestinale c'est celle de la peau bien plus que celle du poumon, qui, selon moi, favorise l'introduction des principes vénéneux dans l'économie.

Coliques saturnines.

Comment s'opère l'intoxication.

La colique sèche ou entéralgie n'a rien de commun avec la colique de plomb sous le rapport étiologique.

J'ai vu un assez grand nombre de cas de colique sèche ou végétale, et je pense, d'accord sur ce point avec mon honorable et savant maître, M. le docteur Blache, Directeur de la santé publique à Marseille, qu'il n'y a rien de commun au point de vue étiologique, entre cette affection et la colique de plomb.

Si l'intoxication saturnine était la cause de la colique sèche chez les marins, cette maladie serait commune parmi eux sous toutes les latitudes. Or, il est démontré que ce n'est qu'entre les tropiques qu'on l'observe.

Depuis plusieurs années que je suis chargé du service de santé de la marine à Marseille, je n'ai pas envoyé dans les hôpitaux civils ou militaires un seul cas de colique sèche; nul marin ne peut cependant y être admis sans un billet de moi.

D'autre part, depuis treize ans que j'exerce dans la même ville, j'ai traité un seul cas de colique sèche contractée aux colonies, et qui avait récidivé par l'abus des alcooliques chez un capitaine marin récemment arrivé.

Les causes ordinaires de la colique sèche entre les tropiques, sont l'abus du tafia, les excès de coït, mais surtout le refroidissement subit de la peau; la colique saturnine ne reconnaît qu'une seule cause, l'action vénéneuse du plomb, et attaque exclusivement les individus qui s'y trouvent soumis par profession ou par accident.

Les seize cas de colique saturnine que j'ai traités, ont été guéris ou palliés (cette reserve n'est pas inutile, je crois) très-rapidement par l'emploi des purgatifs associés aux narcotiques; c'est, selon moi, le meilleur de tous les traitements. J'y joins toujours les frictions camphrées et belladonisées sur le ventre et les lombes; le purgatif que je

préfère, à cause de sa certitude, est l'huile de croton-ti-
glium ; j'emploie à l'intérieur l'extrait de belladona ou de
datura, de préférence à l'extrait de thébaïque ; on verra
un peu plus loin pour quel motif.

Des six fièvres puerpérales graves reçues dans mon
service, deux ont eu une issue funeste malgré l'emploi
d'un traitement très-énergique et très-rationnel, mais ce
résultat n'est pas encore trop à dédaigner lors qu'on considère que, dans les hôpitaux, ces maladies donnent en général peu de satisfaction au médecin et fournissent largement au nécrologe.

A la rigueur, j'aurais pu classer les cas dont je parle,
parmi les fièvres typhoïdes, car, bien que le point de départ ait été l'inflammation de l'utérus et du péritoine, ils
se sont promptement compliqués des phénomènes de l'intoxication septique secondaire ou de résorption ; ainsi la
nommée Félicie Isnard qui a succombé au numéro cent
sept de la salle Ste-Élizabeth après vingt-cinq jours de
lutte, a présenté un état typhoïde des plus graves,
et l'issue funeste a été annoncée chez elle le vingt-
neuvième jour par une éruption miliaire des mieux carac-
térisées. Quant à la nommée Bertha Nauer, fille soumise,
qui est morte le 5 juillet dans la même salle, tous les accidents locaux et généraux de la fièvre puerpérale avaient
été domptés chez elle ; elle commençait à se lever et à prendre quelques aliments, lorsqu'une douleur sourde et profonde se manifesta au pli de l'aine et résista à tous les
moyens ; vers la fin de juin une tumeur dure, circonscrite
commença à devenir appréciable dans la fosse iliaque
gauche, en même temps qu'une fièvre lente s'établit ;
la diarrhée survint, l'appétit se perdit tout-à-fait, enfin
une vaste escarre se produisit tout-à-coup sur la paroi

Fièvres puerpérales.

correspondante de l'abdomen, et la malade succomba. L'autopsie ne put être faite parce que le cadavre fut reclamé par la famille (1), mais j'estime que la cause de tous les désordres dont je viens de parler, a dû être un de ces abcès de la fosse iliaque qui sont si fréquents à la suite des métro-péritonites intenses, et dans lesquels le pus s'épanche le plus souvent dans la cavité péritonéale.

La médication que j'ai opposée aux six métro-péritonites dont il s'agit, et dont je rapporterais volontiers l'histoire ici, si elle ne devait me conduire trop loin, est la suivante: dans le principe, lorsque les symptômes locaux phlegmasiques dominent, je m'efforce de les juguler, soit par des applications de sangsues, soit par les frictions mercurielles et le calomel administrés selon la méthode de M. le professeur Velpeau, méthode dont l'expérience m'a démontré depuis longtemps la valeur; mais soit que les symptômes inflammatoires résistent, soit qu'ayant cédé aux moyens dont je parle, l'imminence de l'intoxication septique se manifeste, je recours sans hésiter au quinquina et au sulfate de quinine, exactement comme s'il s'agissait d'une fièvre typhoïde véritable. J'ai dû à cette méthode, dans ma pratique civile, des résultats remarquables; il y a à peine quelques mois que j'ai triomphé par elle d'une fièvre puerpérale des plus graves, qui s'était developpée chez une jeune primipare, à la suite d'une imprudence, dont la suppression des lochies avait été l'effet. J'ai déjà fait connaître dans ce travail, cette

(1) A Marseille les autopsies dans les cas les plus intéressants sont souvent impossibles par ce motif, et il est bien à souhaiter que l'administration prenne à ce sujet des mesures plus en harmonie avec les droits de la science et les besoins de l'enseignement médical.

opinion exprimée par MM. Trousseau et Pidoux dans leur estimable ouvrage, que, s'ils avaient à traiter la fièvre puerpérale dans les hôpitaux, ils n'hésiteraient pas à essayer contre elle les préparations de quinquina. Je ne peux donc, que me féliciter de m'être rencontré avec ces savants médecins et d'avoir fait, depuis longtemps, l'essai dont ils parlent, fidèle en cela aux idées que je professe sur le traitement que réclame l'intoxication septique quelque soit son point de départ. Si l'efficacité des préparations de quinquina est bien moins manifeste dans la fièvre puerpérale, que dans les fièvres dites typhoïdes, il faut se rappeler d'abord, les circonstances au milieu desquelles se développe cette fièvre, et surtout les mauvaises conditions, dans lesquelles des pertes de sang, souvent considérables, ont placé les femmes en couches.

AFFECTIONS DU SYSTÈME LOCOMOTEUR.

Rhumatisme.

Quarante-sept cas de rhumatisme ont été reçus dans mon service pendant le semestre, 27 hommes et 20 femmes. Sur ce nombre il y a eu six rhumatismes aigus généraux et 41 rhumatismes apyrétiques partiels et remittents sous la dépendance de divers éléments morbides.

Dans des conférences cliniques je me suis attaché à faire bien ressortir aux yeux des élèves :

1° La différence qui existe entre le rhumatisme et la névralgie, celle qu'il convient d'établir entre le rhumatisme apyrétique, et le rhumatisme fébrile et inflammatoire auxquels sont particulièrement exposés les sujets sanguins vigoureux, qui, par profession, abusent en plein air de leurs forces musculaire (1). Enfin j'ai démontré qu'à Marseille le *rhumatisme nerveux* est le plus fréquent de tous, et qu'il y résulte le plus souvent de l'abus du coït, des excitants gastriques, de la prédominance du tempérament nerveux et des variations brusques de la température si commune sous notre beau ciel.

Effets remarquables du datura stramonium.

Après avoir appelé l'attention sur l'importance qu'il y a dans toute affection rhumatismale à combattre l'élément morbide ou diathésique qui la tient sous sa dépendance, j'ai signalé aux élèves les effets véritablement merveilleux mais à peu près oubliés aujourd'hui du datura stramonium, d'abord contre le rhumatisme nerveux, ensuite contre tout cas de rhumatisme dans lequel la douleur persiste en dépit de la médication dirigée contre la cause générale.

Deux de mes anciens maitres feus les docteurs Fleury et Pellicot, praticiens distingués (2), employèrent sou-

(1) Je m'occuperai spécialement dans le prochain compterendu, de la question si importante du rhumatisme et de son traitement, l'un des écueils de la médecine pratique ; je m'en occupe beaucoup depuis plusieurs années.

(2) Le docteur Fleury, premier médecin en chef de la marine, président du conseil de santé navale, officier de la Légion-d'Honneur, etc. etc. dont le souvenir me sera toujours cher pour plusieurs motifs, fut mon premier maître. C'était un praticien du plus haut mérite, un guérisseur dans toute l'acception du mot, il allait toujours droit au but, n'employant que les méthodes dont l'expérience lui avait démontré la valeur, dédaignant le fatras thérapeutique entassé en France par là mode en médecine. Auteur de plusieurs mémoires très estimés sur le typhus, les maladies intertropicales, etc. il jouissait dans la marine d'une haute réputation de savoir et d'expérience ; d'un extérieur imposant, il inspirait à tous les malades une confiance sans bornes et les magnétisait, pour ainsi dire, avant de les guérir. Cet homme éminent, à qui un théâtre plus élevé a manqué, et dont le sou-

vent sous mes yeux contre le rhumatisme et les névralgies le datura stramonium, et je me suis bien gardé
depuis de laisser de côté ainsi que l'ont fait tant de médecins cet agent si précieux, que l'opium ne peut rem-
placer, selon moi, contre les affections dont il s'agit. Voici
du reste à l'appui de cette dernière assertion, une description rapide des effets produits par le datura chez le
plus grand nombre des rhumatisants :

Après deux ou trois doses progressives d'extrait ou de
poudre de semence (5 à 20 centigrammes en plusieurs
fois,) lés douleurs perdent de leur intensité et ne tardent
pas à céder complétement. Un engourdissement éphé-
mère du système musculaire leur succède et lorsqu'il se
dissipe la guérison est complète. Je préfère la poudre de
semences à l'extrait parce que les effets de ce dernier va-
rient avec son mode de préparation, mais la semence
manque malheureusement dans beaucoup d'officines.

Il est inoui que des effets toxiques tels que vertiges,
dilatation des pupilles, sécheresse au pharynx soient observés tant que la douleur rhumatismale est forte et lorsque la tolérance pour le datura semble vouloir diminuer,
la guérison est encore plus assurée.

L'opium à doses fractionnées amène de la somnolence,
de l'anorexie, des nausées, de la constipation ; l'usage
du datura aux mêmes doses suscite de l'insomnie, des
alternatives de diarrhée et de constipation et ne diminue

venir vivra toujours dans les écoles navales, succomba en 1835
(10 juillet) sur la brèche médicale, à soixante-dix-sept ans, lé-
guant à ses élèves l'exemple précieux d'une vie utile, sans re-
proche, consacrée tout entière à l'humanité souffrante et que
couronnait la plus glorieuse mort. La ville de Toulon reconnais-
sante a élevé un monument à sa mémoire dans le cimetière
public.

pas l'appétit. Son action narcotique toute élective se concentre évidemment sur le système nerveux de la locomotion, elle doit donc faire préférer cette substance à l'opium dans les affections rhumatismales.

Dans les coliques saturnine, végétale, etc., le datura et la belladone réussissent mieux que l'opium à cause de leur propriété dilatante bien constatée.

Le cas suivant d'une maladie qui est bien différente sans doute du rhumatisme mais dont le caractère essentiel, pathognomonique est la rigidité douloureuse et extrême du système musculaire sera, je crois, une preuve irréfragable de l'action élective du datura stramonium.

Le nommé Matarésse, trente-sept ans, tempérament bilieux sanguin, homme de peine, entre à l'Hôtel-Dieu, le 18 septembre 1857, il n'a reçu aucune blessure, n'a fait aucun excès de coït ou de boisson, ne s'est pas exposé à l'action de l'humidité de la nuit, et ne peut en un mot assigner aucune cause à son état, il présente les symptômes suivants :

Observation de tetanos général recueillie par M. Simonnet, élève interne.

Facies exprimant une grande anxiété, trismus assez intense, pas assez, cependant, pour que le rapprochement des machoires soit complèt, contractions spasmodiques très longues et très-douloureuses revenant plusieurs fois par minute des muscles de la face, des épaules, du bras gauche, (le droit n'a jamais été pris) des lombes, de l'abdomen et des membres abdominaux, rigidité permanente de ces muscles lorsque la douleur diminue, pouls petit, nerveux, à cinquante-cinq pulsations, langue humide et belle, rien du coté de la respiration, constipation, urines rares. (Infusion de tilleul édulc. avec le sirop de valériane, dix centigrammes d'extrait de datura stramonium et quarante centig. de valérianate de quinine à prendre en deux doses, frictions sur le ventre et les lombes avec la pommade camphrée belladonisée.)

Le 19, pas d'amélioration notable, le pouls s'est seulement un peu relevé, (bouillon à doses fractionnées, même tisane vingt-cinq centigrammes de valérianate de quinine et cinq centigrammes d'extrait de datura toutes les quatre heures, frictions ad usum, lavement avec un gramme de valérianate de quinine, réitération de ce lavement le soir.)

Le 20, amélioration notable dans les accidents tétaniques, le malade a été à la selle et a uriné, pouls à soixante pulsations offrant plus de plénitude; (même prescription, un peu de tapioca).

Le 21 et le 22, l'amélioration continue, mais dans la nuit du 22 au 23, nouvelle aggravation des accidents tétaniques ; vers le matin, remission marquée; (même médication, lavement matin et soir avec un gramme de sulfate de quinine).

Le 24, la rigidité musculaire est toujours assez forte, mais les douleurs sont presque nulles et très éloignées, le trismus a presque entièrement cessé, pouls normal, selles copieuses le matin, le malade accuse à la fois de l'insomnie et beaucoup d'appétit ; (deux soupes de semoule, dix centigrammes seulement d'extrait de datura en deux doses, répétition des lavements avec le sulfate de quinine, continuation des frictions avec la pommade camphrée belladonisée).

Le 25, la rigidité musculaire achève de se dissiper, plus de douleur, le sujet peut se lever pour aller à la selle, (soupe, poulet, pruneaux cuits, mêmes remèdes).

Le 26, rien de nouveau, et le 27 la convalescence commence, Mataresse ne prend plus que cinq centigrammes d'extrait de datura, le sulfate et le valérianate de quinine sont supprimés et le 3 octobre la guérison est complète.

AFFECTIONS DIVERSES.

Pour n'omettre ici aucune des maladies qui se sont montrées dans mon service pendant le sémestre, je mentionnerai dans cet article sans aucun ordre de classification les cas suivants :

Erysipèles 7, rougeoles 2, varioles 3, scarlatines légères 12, arthrite blennorrhagique 1, syphilis constitu-

tionnelle **2**, amygdalite **2**, stomatite **1**, apoplexie cérébrale **2**, myélite chronique résultat d'une chute **1**, para-
lysie consécutive à une ancienne colique végétale **1**,
hystérie **2**, hydrophobie spontanée **1**. Voici l'histoire
assez curieuse de cette dernière. Total **37**.

Observation
d'hydrophobie spontanée.
Une femme agée de **47** ans, de tempérament très-nerveux, et
dont je n'ai pu savoir le nom, occupe le numéro **105** de la
salle Ste-Élizabeth, où elle a été apportée le matin même à
cinq heures. Il résulte des renseignements que donnent les
personnes qui l'ont accompagnée, que ses facultés intellectuelles
sont depuis longtemps dérangées, et que depuis deux ou trois
jours seulement, elle est atteinte d'une maladie convulsive que
caractérisent un enchiffrénement considérable, une contraction
spasmodique du pharynx, permanente, mais avec exacerbations,
l'horreur des liquides et une dyspnée continuelle.

A l'arrivée de cette femme, l'élève de garde qui la reçoit,
croyant à la possibilité d'une laryngite pseudo-membraneuse,
prescrit une potion avec le tartre stibié et des révulsifs aux
jambes, mais les symptômes ne s'amendent pas, et à l'heure de
la clinique, c'est-à-dire vers huit heures, la nature nerveuse de
la maladie ne peut plus être mise en doute, son caractère essentiellement hydrophobique est surtout très-manifeste : je
prescris, en conséquence, un traitement antispasmodique dont l'o-
pium, la valériane et l'assa-fœtida forment la base, l'emploi de
cette dernière substance prouve que je ne considère pas comme
impossible que les symptômes graves que j'ai sous les yeux,
aient l'utérus pour point de départ.

Quoiqu'il en soit, la médication n'a pas le temps d'agir, et
cette femme succombe à **11** heures du matin au milieu d'un
nouvel accès plus violent que les autres : l'autopsie cadavérique faite vingt-cinq heures après la mort, donne les résultats
suivants :

Aucune trace de morsure ou de blessure quelconque ne se
montre sur l'habitude extérieure, le cadavre est émacié, mais sa
décomposition n'est pas encore manifeste, si ce n'est peut être
vers les parois abdominales qui sont légèrement colorées en

bleu; la bouche, le pharynx et le reste du tube digestif examinés
avec soin, ne présentent aucune lésion appréciable, il en est
de même des organes de la respiration.

Le foie, la rate, sont en bon état, la vésicule biliaire un
peu gonflée par la bile, présente deux calculs peu volumineux,
l'utérus est à l'état normal et n'offre aucune déviation.

Le cerveau a un peu moins de consistance qu'à l'ordinaire.
Mais ne faut-il pas attribuer cette circonstance à la chaleur de
la saison et à l'imminence de la décomposition putride ?

Le cervelet et la moëlle vertébrale ne présentent aucune lésion anatomique qui mérite d'être rapportée.

Aurions nous eu affaire à un cas de fièvre pernicieuse hydrophobique ?

—

Cinquante-neuf indispositions légères, sans caractère
déterminé complètent les 522 cas de maladies qui ont
été reçus dans les salles cliniques et dont il a été successivement question dans ce compte-rendu. Je ne répéterai
pas, en le terminant, que son retour périodique aura lieu
invariablement. C'est une idée arrêtée dans mon esprit,
car, selon moi, les enseignements cliniques ne peuvent être
complets qu'à cette condition. Le progrès en médecine
est subordonné, on ne peut le nier, à l'association intime
de la théorie et de la pratique; or, c'est aux cliniciens
qu'appartient surtout l'importante mission de les rectifier
l'une par l'autre, de signaler tantôt leurs dissidences,
tantôt leurs points de contact et leur unanimité; ils
doivent le faire non-seulement dans des leçons orales,
mais encore dans des écrits du genre de celui-ci. *Verba
volant scripta manent.* Et les médecins qui ont à cœur
les progrès de l'art ne doivent pas oublier cet axiome.

Qu'est-ce en définitive que la clinique médicale? Une
école de diagnostic différentiel et de thérapeutique.

Conclusion.

Le diagnostic, dans les cas obscurs, difficiles, ne s'établit jamais plus sûrement que lorsqu'on y procède par voie d'exclusion, et, surtout, lorsque sans faire abstraction des lésions locales, on recherche avec soin la cause générale ou diathésique dont elles ne sont dans l'immense majorité des cas que l'effet immédiat.

Quant aux principes généraux qui doivent servir de guide au clinicien, lorsqu'il s'agit de poser le traitement, de formuler les indications, j'estime qu'on ne peut en suivre d'autres que ceux qu'a professés l'illustre Barthez dans la préface de son traité des maladies goutteuses, et que j'ai rappelés bien souvent moi-même à mes élèves. Qu'il me soit permis d'en consigner ici la substance.

« Toutes les méthodes de traitement des maladies, dit-il, m'ont toujours paru devoir être comprises sous trois classes qui sont celles, des méthodes naturelles, des analytiques et des empiriques.

» Les méthodes naturelles ont pour objet de préparer, de faciliter et de fortifier les mouvements spontanés de la nature qui tendent à opérer la guérison des maladies. Ces méthodes sont généralement indiquées lorsque la nature a une tendance manifeste à effectuer une marche réglée et salutaire.

» Les méthodes analytiques de traitement d'une maladie sont celles où après l'avoir décomposée dans les affections essentielles dont elle est le produit ou dans les maladies plus simples qui s'y compliquent, on attaque directement les éléments morbides par des moyens proportionnés à leurs rapports, de force et d'influence, etc.

» Enfin, dans les méthodes empiriques du traitement d'une maladie, on s'attache directement à en changer la forme entière par des remèdes qu'indique le raisonnement fondé sur l'expérience de leur utilité dans des cas analogues. Il est absolument nécessaire d'y avoir recours dans les maladies que la nature seule

ne guérit pas, comme sont la fièvre intermittente maligne, la maladie vénérienne portée à un haut degré, etc. Ces méthodes empiriques, ajoute-t-il, sont ou vaguement perturbatrices, ou imitatives des mouvements salutaires que la nature affecte dans d'autres cas de la même maladie, ou administratives des spécifiques que l'expérience a fait connaître. »

Ces principes éminemment philosophiques, trop oubliés depuis Broussais, résument à mes yeux les règles générales de la thérapeutique et on ne saurait s'en départir, je crois, sans se vouer au doute, aux tatonnements, aux revers. Les esprits sérieux s'y rattachent aujourd'hui en dépit de tous les efforts, et la restauration de l'édifice hippocratique, à laquelle ils travaillent avec courage dans le foyer même de l'organicisme d'où le signal de la réforme devait nécessairement partir, ouvrira de nouveaux horizons à l'enseignement clinique et nous rendra l'unité médicale dont le besoin est si généralement senti, dans le double intérêt de la science et de l'humanité.

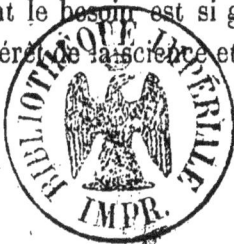

FIN.